全国高等中医药院校教材配套用书

中医基础理论

核心考点与习题

郑 红 王玉芳 编

中国健康传媒集团
中国医药科技出版社

内容提要

本书以全国高等中医药院校教材和教学大纲为基础，由长年从事一线中医教学工作且具有丰富教学及命题经验的教师编写而成。书中将本学科考试中的重点、难点进行归纳总结，并附大量精选习题，每题均附有正确答案、易错答案提示及答案分析，将本学科知识点及易错之处加以解析，对学生重点掌握理论知识及应试技巧具有较强的指导作用。书末附有3套模拟试卷及解析，方便读者自测。本书适合中医学专业或相关专业学生在校学习、备考使用，也可作为执业医师资格考试的复习用书。

图书在版编目（CIP）数据

中医基础理论核心考点与习题 / 郑红，王玉芳编 .— 北京：中国医药科技出版社，2022.8（2025.2 重印）.

全国高等中医药院校教材配套用书

ISBN 978-7-5214-2993-0

Ⅰ . ①中…　Ⅱ . ①郑… ②王…　Ⅲ . ①中医医学基础 – 中医学院 – 教学参考资料　Ⅳ . ① R22

中国版本图书馆 CIP 数据核字（2022）第 023698 号

美术编辑　陈君杞

版式设计　友全图文

出版　**中国健康传媒集团** | 中国医药科技出版社

地址　北京市海淀区文慧园北路甲 22 号

邮编　100082

电话　发行：010-62227427　邮购：010-62236938

网址　www.cmstp.com

规格　889 × 1194mm $^1/_{16}$

印张　10

字数　245 千字

版次　2022 年 8 月第 1 版

印次　2025 年 2 月第 3 次印刷

印刷　北京京华铭诚工贸有限公司

经销　全国各地新华书店

书号　ISBN 978-7-5214-2993-0

定价　39.00 元

获取新书信息、投稿、为图书纠错，请扫码联系我们。

编写说明

《中医基础理论核心考点与习题》以全国高等中医药院校教材和教学大纲《中医基础理论》为基础，将教材中的重点、难点内容进行精简提炼，帮助学生系统掌握课程的重点内容。其中，重点、难点及习题的覆盖范围与教学大纲及教材内容一致。全书编写顺序与教材章节顺序基本一致，方便学生同步学习。

本书的主要特点在于总结教材中需重点掌握的知识点和难点，并附大量习题，使学生在短时间内既能对已学知识进行复习回顾，又能熟悉题目、掌握考点，同时还可以对自己学习中的薄弱环节进行强化记忆和练习。书中覆盖了教材的全部重要知识点，题型多样，题量丰富，对需要掌握、熟悉的内容予以强化。重点、难点部分力求全面而精炼，并有所侧重；答案分析部分力求简单明了地概括知识点的学习方法和相关解题技巧，帮助学生在复习、练习的过程中及时发现自身知识的不足之处，并厘清学习和解题的思路，提示学生针对易错点进行分析、辨别，尽可能减少在考试中的失分，从而提高对知识的应用能力，增强应试能力。书后附有3套模拟试卷及详细的答案解析，均依据新版教材要求，将重点、难点结合经典题型编写而成，可用于备考前查缺补漏。

本书适合中医学专业或相关专业学生在校学习、备考使用，也可作为执业医师资格考试的复习用书。

编者

2022年3月

目 录

绪　论

◎ **重点** ◎

1. 中医学理论体系的基本概念：中医学理论体系是以气一元论和阴阳、五行学说为哲学基础，以象思维、系统思维和变易思维为主要思维模式，以整体观念为主导思想，以藏象、经络和精气血津液神等为理论核心，以辨证论治为诊疗特点，包括理、法、方、药在内的医学理论体系。

2. 中医学理论体系形成的标志是《黄帝内经》《难经》《伤寒杂病论》《神农本草经》四部医学专著的问世。

（1）《黄帝内经》是现存最早的医学经典著作，标志着中医理论体系的初步形成。

（2）东汉·张机（字仲景）著的《伤寒杂病论》，是中医学第一部辨证论治的专著。

（3）《神农本草经》是我国现存最早的中药学专著。

3. 中医学理论体系发展的代表医家、著作及其学术地位

（1）晋·王叔和著《脉经》，是中医学第一部脉学专著。

（2）晋·皇甫谧著《针灸甲乙经》，是中医学第一部针灸学专著。

（3）隋·巢元方著《诸病源候论》，是中医学第一部病因病机证候学专著。

（4）唐·孙思邈著《备急千金要方》和《千金翼方》，是中医学第一部医学百科全书。

（5）晋·葛洪著《肘后备急方》，为中医学第一部临床急症著作。

4. 金元四大家的代表人物、学术特点及其学术流派

（1）刘完素，主张火热论，寒凉派。

（2）张从正，提出“病由邪生”，攻邪派。

（3）李杲，提倡“内伤脾胃，百病由生”，补土派。

（4）朱震亨，力倡相火论，主张“阳常有余，阴常不足”，滋阴派。

5. 明清时期温病学说的代表人物及其学术贡献

（1）吴有性，创“戾气”理论。

（2）叶桂，创立了温热病的卫气营血辨证理论。

（3）薛雪，创新温病的湿热病因理论。

（4）吴瑭，创立了温热病的三焦辨证理论。

（5）王士雄，提出“新感”“伏邪”两大辨证纲领，充实和发挥了温病的发病机制和辨证论治理论。

6. 中医学理论体系的主要特点是整体观念和辨证论治。

7. 整体观念的概念：是中医学认识人体自身以及人与环境之间联系性和统一性的学术思想。

8. 证的概念：是对疾病过程中一定阶段的病因、病位、病性、病势等病机本质的概括。

9. 证的特征：个体差异性、时相性、空间性和动态性。

10. 辨证论治的概念：是中医学诊治疾病的基本理论与思维方法，即根据中医理论分析四诊获得的临床资料，明确病变的本质，拟定治则治法。

11. 同病异治的概念：指同一种疾病，由于发病的时间、地域不同，或所处的疾病阶段或类型不同，或患者的体质有异，故反映出的证不同，因而治疗也就有异。

12. 异病同治的概念：指几种不同的疾病，在其发展变化过程中出现了大致相同的病机，表现为大致相同的证，因而采用大致相同的治法和方药来治疗。

13.《难经》的内容以基础理论为主，对脉学特别是“寸口脉诊”有详细的论述和创见。

14.《神农本草经》提出了“四气五味”的药性理论。

15.《神农本草经》根据养生、治病和药物毒性分为上、中、下三品。

16.《神农本草经》提出“七情和合”的药物配伍理论。

17. 清·王清任发展了瘀血理论。

18. 中西汇通学派的代表人物：唐宗海、朱沛文、恽树珏、张锡纯。

19. 人体是一个有机整体，主要体现在五脏一体观、形神一体观和精气神一体观。

20. 张仲景被尊称为“医圣”。

21.《伤寒杂病论》被尊为“医方之祖”。

22. 孙思邈提出“大医精诚”为医学道德准则，开创了中国医学伦理学之先河。

23. 孙思邈被尊称为“药王”。

24. 北宋·钱乙著《小儿药证直诀》，系统论述了小儿体质、病机及治疗特点。

25. 明代的张介宾、赵献可重视命门学说，创新对命门概念及功能的认识。

◎ **难点** ◎

1. 五脏一体观：人体由五脏、六腑、形体、官窍等构成。它们以五脏为中心，配合六腑、形体、官窍，通过经络系统的联络作用，构成了心、肝、脾、肺、肾五个生理系统。

2. 形神一体观：形体与精神的结合与统一。正常的生命活动，形与神相互依附，不可分离。形是神的藏舍之处，神是形的生命体现。

3. 精气神一体观：是指精可化气，气可化精，精气生神，精气养神，神统驭精与气，形成有机整体。

4. 天人一体观：是中医学对人与自然环境息息相关的认识。也就是说，人类生活在自然界中，自然环境的各种变化可直接或间接地影响人体的生命活动。具体体现在：季节气候、昼夜时辰、地域环境等自然环境对人体生理、病理、疾病防治等方面的影响。

精选习题

扫码获取
同步习题

（一）单项选择题

1. 金元四大家中“攻邪派”的代表人物是（　　）

A. 刘完素　　B. 张元素　　C. 李杲

D. 朱震亨　　E. 张从正

【正确答案】E

【答题分析】此题产生错误的原因在于对医家的姓名与其学术流派的混淆。此知识点可采用联想记忆加趣味记忆法，以帮助牢固掌握各学术流派的代表人物。我们经常说“正”“邪”不分离，用“改邪归正”一词帮助记忆“攻邪派”的代表人物张从正。刘完素是“寒凉派”；李杲是“补土派”；朱震亨是“滋阴派”。故正确答案为E。

2. 以下属于“证”的是（　　）

A. 痢疾　　B. 角弓反张　　C. 心脉痹阻

D. 恶寒发热　　E. 脉象沉迟

【正确答案】C

【答题分析】此题产生错误的原因是没有真正理解“证”的内涵。对疾病、症状和证候的概念模糊不清。痢疾是中医病名，角弓反张、恶寒发热、脉象沉迟属于症，心脉痹阻属于证。故正确答案为C。

3. 首次提出中药学“四气五味”药性理论的是（　　）

A.《本草纲目》　　B.《黄帝内经》　　C.《神农本草经》

D.《难经》　　E.《备急千金要方》

【正确答案】C

【答题分析】此题产生错误的原因是没有记清《神农本草经》的学术贡献。《神农本草经》是现存最早的中药学专著，全书载药365种，将药物分成了上、中、下三品，还提出了四气五味、七情和合的药物理论。故正确答案为C。

4. 创立温热病三焦辨证理论的是（　　）

A.《景岳全书》　　B.《温热论》　　C.《温疫论》

D.《温病条辨》　　E.《湿热条辨》

【正确答案】D

【答题分析】此题产生错误的原因是混淆了《温病条辨》和《湿热条辨》。《温病条辨》的作者是吴瑭，创立了三焦辨证理论；《湿热条辨》的作者是薛雪，创立了温病理论的湿热病因。故正确答案为D。

5.“旦慧、昼安、夕加、夜甚”反映的是（　　）

A. 人体自身的完整性　　B. 自然环境对人的生理影响

C. 社会环境对人的生理影响　　D. 自然环境对人的疾病影响

E. 社会环境对人的疾病影响

【正确答案】D

【答题分析】此题产生错误的原因是没有弄清原文的意思。“旦慧、昼安、夕加、夜甚”是指昼夜晨昏的变化对人体疾病的影响，而不是对人体生理的影响。故正确答案为D。

（二）多项选择题

1. 中医学的整体观念，主要体现于（　　）

A. 人体自身的整体性　　B. 人与自然环境的统一性

C. 人与社会环境的统一性　　D. 人与精神情志的统一性

E. 人体是一个不断运动的整体

【正确答案】ABC

【答题分析】产生错误的原因：人与精神情志的统一性不是中医学整体观念的体现，故D项是干扰答案，应注意排除。中医学的整体观念主要体现于三个方面，即人体自身、人与自然、人与社会环境的统一性。也可以概括为三个一体，即五脏一体、形神一体、天人一体。故正确答案为ABC。

2. 下列属于中西汇通学派代表医家的是（　　）

A. 王清任　　B. 恽树珏　　C. 唐宗海

D. 朱沛文　　E. 张锡纯

【正确答案】BCDE

【答题分析】产生错误的原因：没有记清医家的学术流派。王清任创立的是瘀血理论，对中医学的活血化瘀做出了贡献，其他四位均是中西汇通学派的医家。故正确答案为BCDE。

3. 下列各项，体现人与自然环境的统一性的是（　　）

A. 脉象随季节出现“春弦、夏洪、秋毛、冬石”的规律性变化

B. 阳气者，一日而主外，平旦人气生，日中而阳气隆，日西而阳气已虚，气门乃闭

C. 夫百病者，多以旦慧、昼安、夕加、夜甚

D. 春夏养阳，秋冬养阴

E. 冬病夏治，夏病冬治

【正确答案】ABCDE

【答题分析】产生错误的原因：对人与自然环境的统一性理解不透彻或者对备选答案的理解不清晰。中医学认为人与自然环境息息相关，其统一性可体现在自然环境对人体的生理、病理、疾病防治等各个方面。脉象随季节出现的“春弦、夏洪、秋毛、冬石”的规律性变化反映了四季气候对人体生理的影响；“阳气者，一日而主外，平旦人气生，日中而阳气隆，日西而阳气已

虚，气门乃闭”反映的是昼夜阴阳二气对人体生理的影响；“夫百病者，多以旦慧、昼安、夕加、夜甚”反映的是昼夜晨昏的变化对人体疾病病情的影响；“春夏养阳，秋冬养阴”说的是人体应顺应自然界阴阳的变化来养生防病；“冬病夏治，夏病冬治”说的是在治疗疾病时应根据季节气候的变化。故 ABCDE 均为正确答案。

4. 相同的疾病而治疗不同，主要是依据（ ）

A. 发病的时间不同　　B. 发病的地域不同　　C. 疾病的阶段不同

D. 医生的习惯不同　　E. 病人的体质不同

【正确答案】ABCE

【答题分析】产生错误的原因：对同病异治的理解不到位。中医学诊治疾病的特点是辨证论治，其主要着眼点是“证”，不是“病”。对于相同的疾病，如果发病的时间、地域不同，或疾病的阶段或类型不同，或病人的体质不同，就会反映出不同的“证”，本着“证同则治同，证异则治异”的原则，所以治疗也就不同，这与医生的治疗习惯无关。故正确答案为 ABCE。

（三）名词解释

同病异治

【正确答案】同病异治是指同一种疾病，由于发病的时间、地域不同，或所处的疾病阶段或类型不同，或患者的体质有异，故反映出的证不同，因而治疗也就有异。

【易错答案】不同的疾病采用相同的治疗方法和方药。

【答题分析】产生错误的原因：没有仔细看题干，错误地解释成异病同治的内容。特别提示：考试时首先要仔细阅读题干；其次是学习时可顺从字面意思理解、记忆。同病异治是同一种病，不同的治疗方法。为什么不同的治疗方法？就是因为疾病发生的时间、地域或所处的阶段或类型不同，或患者的体质不同，（记忆时可简单归纳为 4 个不同，即时间、地域、阶段、体质），故反映出的证候不同，因而治疗有异。也可以简单记忆：同病异治，证异治异；异病同治，证同治同。

（四）填空题

1. 中医学理论体系的主要特点，一是（ ），二是（ ）。

【正确答案】整体观念、辨证论治

【易错答案】整体观念、辨症论治

【答题分析】产生错误的原因：错别字的出现导致了答案的错误。中医学的辨证论治是医生对所收集的资料运用中医学的理论进行详细地辨别、分析，然后判断、概括为某个“证候”的思维和实践过程。尤其需要注意的是“辨证论治”中的“辨”不是辩论的辩，而是辨别的“辨”，“证”也不是针对症状采取治疗，而是针对证候。

2. 人体自身在生理上的整体性，主要体现在（ ）、（ ）和精气神一体观三个方面。

【正确答案】五脏一体观、形神一体观。

【易错答案】结构、功能。

【答题分析】产生错误的原因是审题不准确。考试时应仔细看题干，此题考核的要点或关键词一是人体，二是整体。此题是考查学生对人体生理上的整体性这个知识点，尤其是三个“一体观”的掌握情况。

（五）问答题

1. 如何理解人与自然环境的统一性?

【正确答案】①自然环境对人体生理的影响：人体生理随季节气候的规律性变化、昼夜晨昏变化、地域环境等变化而出现相应的适应性调节。如《灵枢·五癃津液别》说：“天暑衣厚则腠理开，故汗出……天寒则腠理闭，气湿不行，水下留于膀胱，则为溺与气。”《素问·生气通天论》说：“故阳气者，一日而主外，平旦人气生，日中而阳气隆，日西而阳气已虚，气门乃闭。”如江南多湿热，人体腠理多稀疏；北方多燥寒，人体腠理多致密。②自然环境对人体病理的影响：季节气候的异常变化、昼夜的变化、地域环境的不同，均对疾病产生影响，如季节性多发病或时令性流行病；某些地方性疾病与地域环境的差异密切相关。《灵枢·顺气一日分为四时》说：“夫百病者，多以旦慧、昼安、夕加、夜甚。”③自然环境与疾病防治的关系：在疾病的防治过程中，顺应自然规律，遵循因时因地制宜的原则。

【易错答案】没有全面阐述自然气候和地理环境对人体生理、病理以及疾病防治的影响。

【答题分析】首先应解释自然环境包括季节气候、昼夜晨昏和地域环境。其次回答自然环境对人体的影响，主要从生理、病理、疾病防治三个方面来论述。在阐述过程中最好举例说明。

2. 简述中医学中形与神的关系。

【正确答案】形体，是指人的形体结构和生命物质。神，是指生命活动的主宰和总体现，包括意识、思维等精神活动。形与神的关系表现为：形体与精神的结合与统一。正常的生命活动，形与神是相互依附、不可分离的。形是神的藏舍之处，神是形的生命体现。神不能离开形体而单独存在，有形才能有神，形健则神旺。而神一旦产生，就对形体起着主宰作用。形神统一是生命存在的保证。

【易错答案】回答不全面。

【答题分析】产生错误的原因在于对形与神的概念及关系没有理解。答题的思路是：①形与神的概念；②形与神的关系。

第一章　中医学的哲学基础

◎ **重点** ◎

1. 气的哲学概念：气是一种极细微物质，是构成世界的物质本原。

2. 气一元论的基本内容：气是物质、气是万物的本原、气的运动是万物变化的根源、气是天地万物相互联系的中介。

3. 阴阳的基本概念：阴阳是对相关事物或一事物本身存在的对立双方属性的概括，既可表示相关联又相对应的两种事物或现象的属性划分及运动变化，又可表示同一事物内部相互对应着的两个方面的属性趋向及运动规律。

4. 阴阳的特性：阴阳的普遍性、阴阳的关联性、阴阳的规定性、阴阳的相对性。

5. 阴阳属性的规定：光明、温暖、向上、趋外、兴奋、发散等，是阳的特性；晦暗、寒冷、向下、内收、沉静、凝聚等，是阴的特性。

6. 事物划分阴阳属性的标志是：水火，即“水火者，阴阳之征兆也”。

7. 阴阳学说的基本内容包括阴阳交感、阴阳对立、阴阳互根、阴阳消长、阴阳转化、阴阳自和六个方面。

8. 五行的基本概念：木、火、土、金、水五类物质属性及其运动变化。

9. 五行的特性：木曰曲直；火曰炎上；土爰稼穑；金曰从革；水曰润下。

10. 事物和现象五行归类的方法是取象比类法和推演络绎法。

11. 五行学说的基本内容包括五行相生与相克、五行制化、五行的母子相及、五行相乘与相侮。

12. 阴阳对立的概念：是指阴阳一分为二，即对待、相反的关系，是事物或现象固有的属性。

13. 阴阳交感的概念：是指阴阳二气在运动中相互感应而交合的相互作用。阴阳交通相合，彼此交感相错，是宇宙万物赖以生成和变化的根源。

14. 阴阳互根的概念：是指阴阳的互为根本、相互依存的关系，即“阴根于阳，阳根于阴”。

15. 阴阳互藏的概念：是指相互对立的阴阳双方中的任何一方都包含着另一方，即“阴中有阳，阳中有阴”。

16. 阴阳互藏互根的意义：阴阳始终处于统一体之中，每一方都以对方的存在作为自身存在的前提和条件，任何一方都不能脱离对方而单独存在。

17. 阴阳消长的概念：是指阴阳双方不是静止不变的，而是处于不断地增加和消减的运动变化之中。

18. 阴阳转化的概念：是指事物的阴阳属性，在一定条件下可以向其相反的方向转化，即属阳的事物可以转化为属阴的事物，属阴的事物可以转化为属阳的事物。

19. 阴阳转化的内在依据是阴阳的互藏互根。

20. 阴阳相互转化一般产生于事物的“物极”阶段。

21. 阴阳消长是阴阳发生转化的前提。

22. 阴阳自和的概念：是指阴阳双方自动维持和自动恢复其协调稳定状态的能力和趋势。

23. 五行相生的概念：是指木、火、土、金、水之间存在着有序的递相资生、助长和促进的关系。

24. 五行相生的次序是木生火，火生土，土生金，金生水，水生木。

25.《难经》把五行相生的关系比喻为母子关系。“生我”者为母，“我生”者为子。

26. 五行相克的概念：是指木、火、土、金、水之间存在着有序的间相克制、制约和抑制的关系。

27. 五行相克的次序是：木克土，土克水，水克火，火克金，金克木。

28.《内经》把五行相克的关系称为所胜与所不胜关系。“克我”者为“所不胜”，“我克”者为“所胜”。

29. 五行制化的概念：是指五行之间递相生化，又间相制约，生化中有制约，制约中有生化，二者相辅相成，从而维持其相对平衡和正常的协调关系。

30. 五行制化的规律：五行中一行亢盛时，必然随之有制约，以防止亢而为害；一行相对不及时，必然随之有相生，以维持生生不息。

31. 五行相乘的概念：是指五行中某一行对其所胜一行的过度制约或克制。

32. 五行相侮的概念：是指五行中某一行对其所不胜的反向制约和克制。

◎ **难点** ◎

1. 气一元论：古人认识和阐释物质世界的构成及其运动变化规律的宇宙观。

2. 阴阳交感的意义：①是天地万物化生的基础。天气下降，地气上升，天地阴阳二气相互作用，交感合和，产生万物；②是事物和现象发展变化的动力。阴阳属性相反，两种不断相摩相荡，发生交互作用，宇宙万物才能生生不息，变化无穷。

3. 阴阳自和的意义：①在自然界标志着气候的正常变化，四时寒暑的正常更替；②在人体标志着生命活动的稳定、有序、协调。

精选习题

扫码获取
同步习题

（一）单项选择题

1. 言人体脏腑之阴阳，则心为（　　）

A. 阳中之阳　　B. 阳中之阴　　C. 阴中之阴

D. 阴中之阳　　E. 阴中之至阴

【正确答案】A

【答题分析】产生错误的原因在于对心与肺的阴阳属性混淆。心与肺的阴阳属性是依据其部位和生理特性而划分的。心肺居于上，均为阳脏。但心五行属火，主温通，故为阳中之阳。相对而言，肺五行属金，生理特性主肃降，属阴，故为阳中之阴。故正确答案为 A。

2. 言人体脏腑之阴阳，则肝为（　　）

A. 阳中之阳　　B. 阳中之阴　　C. 阴中之阴

D. 阴中之阳　　E. 阴中之至阴

【正确答案】D

【答题分析】肝脾肾三脏的阴阳属性是记忆的难点，也是考试中最常出现的考点。肝脾肾三脏在部位上居于下，均为阴脏。肝属木，主升发，故为阴中之阳脏；肾属水，主闭藏，故为阴中之阴脏；脾属土，居中焦，故为阴中之至阴。故正确答案为 D。

3. 一天中属于阴中之阴的时间是（　　）

A. 上午　　B. 下午　　C. 前半夜

D. 后半夜　　E. 中午

【正确答案】C

【答题分析】对于时间的阴阳属性划分是考试中最容易出现的考点。昼为阳，夜为阴。前半夜为阴中之阴，后半夜为阴中之阳。故正确答案为 C。

4. “阴胜则阳病，阳胜则阴病”说明了阴阳之间的哪种关系（　　）

A. 阴阳交感　　B. 对立制约　　C. 互根互用

D. 消长平衡　　E. 相互转化

【正确答案】B

【答题分析】阴阳之间的对立制约关系失调，有两种情况：一是制约太过，一是制约不及。制约太过是指阴阳双方中的一方过于亢盛，则过度制约另一方而致其不足。阴偏盛则可导致阳不足，阳偏盛则导致阴不足，即《素问・阴阳应象大论》中所谓“阴胜则阳病，阳胜则阴病”。故正确答案为 B。

5. 阴损及阳，阳损及阴，说明了阴阳之间的哪种关系（　　）

A. 阴阳对立制约　　B. 阴阳互根互用　　C. 阴阳相互转化

D. 阴阳消长平衡　　E. 阴阳自和与平衡

【正确答案】B

【答题分析】此题考核的是对阴阳互根互用关系的掌握。在正常情况下，阴阳之间存在着相互依存、相互资生的关系，即《素问・阴阳应象大论》所描述的“阴在内，阳之守也；阳在外，阴之使也”。若当阴阳偏衰到一定程度的时候，就会出现阴损及阳、阳损及阴的阴阳互损的情况。故正确答案为 B。

6. 阴阳交感是指（　　）

A. 阴阳二气的运动
B. 阴阳二气的和谐状态
C. 阴阳二气相互对立的状态
D. 阴阳二气相互感应
E. 阴阳二气在运动中相互感应而交合的相互作用

【正确答案】E

【答题分析】此题考核的是阴阳交感的概念，是阴阳二气在运动中相互感应而交合的过程。记忆此概念的三个关键词是运动、感应、交合。选项A、B、C、D都是不完整的，故正确答案为E。

7. 下列**不符合**五行生克规律的是（　　）

A. 木为水之子
B. 水为火之所不胜
C. 火为土之母
D. 金为木之所胜
E. 金为土之子

【正确答案】D

【答题分析】此题考点在于对五行之间相生、相克关系，尤其是相克关系的理解与掌握，是学习的难点，也是最常出现的考点。五行之间的相生关系比喻为母子关系，生我者为母，我生者为子。如水生木，故水为木之母，木为水之子；土生金，故土为金之母，金为土之子。五行之间的相克关系比喻为所胜、所不胜的关系，克我者为我所不胜，我克者为我所胜。水克火，故水为火之所不胜，火为水之所胜；金克木，故金为木之所不胜，木为金之所胜。故正确答案为D。

8. 下列归属于五行之“土”的是（　　）

A. 目
B. 舌
C. 口
D. 鼻
E. 耳

【正确答案】C

【答题分析】此题重点考查的是五脏对应五官的五行归属。五官是五脏之官窍，其五行的归类是与五脏的五行归类一致的。学习中首先要掌握五脏的五行配属，肝属木，心属火，脾属土，肺属金，肾属水；其次要掌握五脏与五官的对应关系，肝之官窍是目，心之官窍是舌，脾之官窍是口，肺之官窍是鼻，肾之官窍是耳及二阴。故正确答案为C。

9. “长夏”应归属于五行中的（　　）

A. 木
B. 火
C. 土
D. 金
E. 水

【正确答案】C

【答题分析】此题重点考查的是五季的五行归属，尤其要特别注意长夏与夏季的区别。长夏是指夏至以后、立秋之前，这段时间的特点是气温高，雨水多，空气湿度大，农作物灌浆，符合土爰稼穑的特性，故长夏属于土行。而夏季在五行属火。故正确答案为C。

10. 下列归属于五行之“水”的是（　　）

A. 恐
B. 喜
C. 怒
D. 思
E. 忧

【正确答案】A

【答题分析】此题重点考查的是人的情志与五行的配属，是学习的重点和考点。人的精神、情志是五脏功能的外现，与五脏有对应的关系，即：心藏神，其志为喜；肝藏魂，其志为怒；脾藏意，其志为思；肺藏魄，其志为悲（忧）；肾藏志，其志为恐（惊）。简单的记忆为：五神是神魂魄意志；五志为怒喜思悲恐。故正确答案为A。

11.“见肝之病，知肝传脾”，从五行之间的关系看，其所指内容是（　　）

A. 木疏土　　B. 木克土　　C. 木乘土

D. 土侮木　　E. 木胜土

【正确答案】C

【答题分析】此题重点考查的是肝与脾的五行关系，注意审题。肝属木，脾属土，所以在正常情况下肝脾之间是木克土；但本题的题干是肝病传脾，关键词是病，故在病理情况下，异常的相克是指相乘和相侮。而肝病传脾是指由于肝的功能过亢而对脾产生了过度制约，这是相乘，即木旺乘土。故正确答案为C。

（二）多项选择题

1. 症见寒象的患者，其病机可以是（　　）

A. 阳虚　　B. 阴虚　　C. 阳盛

D. 阴盛　　E. 阴阳俱虚

【正确答案】ADE

【答题分析】产生寒的病机有二：一是阳虚可以生寒，此是虚寒；二是阴盛可以生寒，此谓实寒。应注意阴虚所产生的是热象，即虚热。多选或错选均不正确。

2. 药物五味中属阳的是（　　）

A. 辛味　　B. 酸味　　C. 甘味

D. 苦味　　E. 咸味

【正确答案】AC

【答题分析】此题考查的是对药物、食物五味阴阳属性的划分。辛味可行、可散；甘味可补、可缓，属性均为阳；酸味能收，苦味能降，咸味能泻，属性均为阴。

3. 根据事物阴阳属性划分原则，属阳者为（　　）

A. 外　　B. 表　　C. 腹

D. 背　　E. 五脏

【正确答案】ABD

【答题分析】此题考查的是人体部位的阴阳属性划分。对人体的部位而言，凡是在上的、在外的、在表的都属于阳，这个比较容易理解。容易出错的是对腹背的阴阳划分，腹为阴，背为阳。可借助“面朝黄土背朝天”理解与掌握此知识点。

4. 下列各项中，属于阴阳相互转化的是（　　）

A. 寒极生热　　B. 热甚则寒　　C. 阴损及阳

D. 阳损及阴　　E. 重阳必阴

【正确答案】ABE

【答题分析】阴阳相互转化是指事物的总体属性在一定条件下可以向其相反的方向转化。这个条件是事物发展的“物极”阶段，通常用重或极或甚等字表达。“寒极生热”“热甚则寒”“重阴必阳”都是事物发展到极点而发生的相互转化。

5. 在五行关系中，木气有余可以导致（　　）

A. 克土　　B. 乘土　　C. 生火

D. 侮金　　E. 侮水

【正确答案】BD

【答题分析】此题干中“木气有余”是指在异常情况下产生的表现，或乘或侮，不能用克来表达。木气有余可以导致对所胜行“土”的过度克制，即木旺乘土；也可以导致对所不胜行“金”的反克即所谓“木反侮金”。

（三）名词解释

1. 阴阳

【正确答案】阴阳是对相关事物或一事物本身存在的对立双方属性的概括，既可表示相关联又相对应的两种事物或现象的属性划分及运动变化，又可表示同一事物内部相互对应着的两个方面的属性趋向及运动规律。

【易错答案】阴阳是对自然界相互关联的某些事物和现象对立双方的概括。

【答题分析】表述阴阳概念的关键词是对立、属性，缺一不可。考试过程中若漏掉属性二字，是不得分的。因为阴阳是一个哲学的概念，是一个抽象的概念，它不是指具体事物的本身，而是对其属性的一种表达。

2. 五行相乘

【正确答案】指五行中的某一行对其所胜一行的过度制约和克制，又称倍克。

【易错答案】指五行中的某一行对其所不胜一行的过度制约和克制。

【答题分析】产生错误的原因在于对五行相乘概念的理解与掌握不牢固。在五行相乘的概念中，两个关键词是所胜一行、过度克制或加倍克制。所以在学习和理解五行相乘概念的过程中，首先要把五行相乘的概念简单记忆成“倍克”，然后再对倍克进行字面解释是“加倍克制”，再具体解释是谁对谁的加倍？可借助“乘胜追击”一词联想记忆，即是所不胜一行对其所胜一行的加倍克制。

五行相乘→倍克→加倍克制→是对所胜一行的加倍克制

3. 五行相侮

【正确答案】指五行中的某一行对其所不胜一行的反向制约和克制，又称反克。

【易错答案】指五行中的某一行对其所胜一行的克制。

【答题分析】产生错误的原因在于对五行相侮概念的理解与掌握不牢固。五行相侮的概念中，两个关键词所不胜一行、反向克制。对此概念学习和理解的过程与五行相乘的概念相同。首先要把五行相侮的概念简单记忆成“反克”，然后再对反克进行字面解释是“反向克制”，再具体解释是谁对谁的反向克制？可借助“战不胜就遭欺侮”一词联想记忆，即是一行对其所不胜一行的反向克制。

五行相侮→反克→反向克制→是对所不胜一行的反向克制

（四）问答题

1. 简述阴阳学说的基本内容。

【正确答案】阴阳学说的基本内容包括6个方面：①阴阳交感；②阴阳对立；③阴阳互根；④阴阳消长；⑤阴阳转化；⑥阴阳自和。

【易错答案】产生错误的原因在于对阴阳学说的基本内容没有全部掌握，导致回答不全面。

【答题分析】阴阳学说的基本内容是考试最常涉及的考点，尤其多以多选题或问答题的形式出现。阴阳学说的基本内容有6个方面：阴阳对立、阴阳互根、阴阳交感、阴阳消长、阴阳转化和阴阳自和，这6个标题首先要写对、写全，同时需要提醒同学们注意的是，在问答题中要求对每个方面的内容稍作解释或举例说明。

编成易学易记的歌诀如下：

阴阳学说六内容，相互关系要记清。
对立制约很普遍，太过不及是其变。
互根互用不可分，阴阳互藏在其中。
阴阳二气相交感，天地万物化生成。
消长变化保平衡，物极阶段必转化。
自我协调和恢复，阴阳匀衡谓之平。

2. 五行各自的特性如何？

【正确答案】五行的特性是：①木曰曲直，引申为生长、升发、条达、舒畅；②火曰炎上，引申为炎热、上升、光明；③土爰稼穑，引申为生化、承载、受纳；④金曰从革，引申为，沉降、肃杀、收敛；⑤水曰润下，引申为滋润、下行、寒凉、闭藏。

【易错答案】常见的错误是没写全或没写引申义。

【答题分析】五行的特性在考试中也是常以问答题或填空题的形式出现。若是问答题，在答题过程中一定要注意写上五行的引申义，这样回答才完整。

第二章　中医学的主要思维方式

◎ **重点** ◎

1. 象思维的基本概念：是以直观的形象、物象、现象为基础，以意象、应象为特征和法则来类推事物的发展变化规律，从而认识生命、健康和疾病的思维方式。

2. 象思维的三种思维方式：形象思维、意象思维、应象思维。

3. 系统思维的基本概念：是把认识对象作为系统，研究系统和要素、要素和要素、系统和外部环境的相互联系、相互作用，从而综合地考察认识对象的整体性思维方式。

4. 变易思维的基本概念：是指在观察分析和研究处理问题时，注重事物的运动变化规律，中医学用来研究生命和健康过程以及防治疾病等的思维方式。

◎ **难点** ◎

1. 意象思维：是在形象思维的基础上，运用概念、判断、演绎、推理等方法，从具体事物或现象进行抽象的思维方式。

2. 应象思维：是以取象比类为基本方法，根据某类事物的特性，将与其相近、相似、相同特性的物象、现象归纳为同一类别，同气相求，同类相通，以此证彼的思维方式。

扫码获取
同步习题

精选习题

（一）单项选择题

1. 形象思维主要采用的方法是（　　）

A. 观察法　　B. 判断法　　C 推理法

D 演绎法　　E 比较法

【正确答案】A

【答题分析】形象思维主要是通过对客观事物的直接接触而获得的感性认识，常常是人们在实践中对客观事物直接生动的直觉反应。因此，主要采用的方法是观察法。故正确答案为 A。

2. 中医学以十二条主要河流和八个湖泽，合于人体的十二经脉和奇经八脉，其主要采用的思维方式是（　　）

A. 意象思维　　B. 应象思维　　C. 形象思维

D. 系统思维　　E. 变易思维

【正确答案】B

【答题分析】此题主要考查的是对应象思维的理解。应象思维主要是以取象比类为基本方法，中医学常以天地阴阳消长，万物变化之象与人体生命活动之相相参相应，来探求人与自然之间共同的、本质的特征。中医学认为人的生命活动效法天地，以应象思维来解释天、地、人其象相应。故正确答案为B。

3.《素问·阴阳应象大论》中“清阳上天，浊阴归地。是故天地之动静，神明为之纲纪，故能以生长收藏，终而复始”体现的思维方式是（　　）

A. 意象思维　　B. 系统思维　　C. 形象思维

D. 变易思维　　E. 应象思维

【正确答案】D

【答题分析】此题重点考查的是对变易思维中动静相召的理解。在《素问·阴阳应象大论》的这句话中，体现的是天地之动静变化，其实质在于阴阳消长变化，是天地万物生化的根本，因此属于变易思维的范畴。故正确答案为D。

（二）多项选择题

下列各项中，体现系统思维的有（　　）

A. 阴阳学说　　B. 五行学说　　C. 天人合一

D. 形神合一　　E. 气一元论

【正确答案】ABCDE

【答题分析】此题重点考查的是对系统思维的理解。系统思维是综合地、全面地考察认识对象的整体性思维，是中医学的一大特点，其中中国古代哲学的“气一元论”“阴阳学说”“五行学说”以及衍生的八卦、六十四卦等整体结构模式，以及中医学中的天人合一、形神合一等都是整体思维的具体体现。故正确答案为ABCDE。

第三章 藏 象

◎ **重点** ◎

1. 藏象的基本概念：是指脏腑生理功能、病理变化表现于外的征象。

2. 五脏的功能特点是化生和贮藏精气，满而不实；六腑的功能特点是受盛和传化水谷，实而不满。

3. 心为“君主之官”“生之本”“五脏六腑之大主”“阳脏”“火脏”。

4. 心的主要生理功能：①心主血脉；②心主神明。

5. 心藏神，在志为喜；在体合脉，其华在面；在窍为舌；在液为汗；心应夏。

6. 心主血脉的概念：心气推动血液运行于脉中，流注全身，循环不休，发挥营养和滋润作用。

7. 维持心主血脉正常的必备条件是心气充沛、血液充盈、脉道通利。

8. 心的生理特性：①心主通明；②心火宜降。

9. 心主神明的概念：心具有主宰五脏六腑、形体官窍等生命活动和意识、思维等精神活动的功能。

10. 肺的主要生理功能：①肺主气司呼吸；②肺主通调水道；③肺朝百脉。

11. 肺为“相傅之官”“气之本”“华盖”“脏之长”“娇脏”。

12. 肺藏魄，在志为忧（悲）；在体合皮，其华在毛；在窍为鼻，喉为肺之门户；在液为涕；肺应秋。

13. 肺主通调水道的概念：通过肺气宣发肃降对体内水液的输布、运行和排泄具有疏通和调节作用。

14. 肺气宣降的涵义：肺气向上向外宣发与向下向内肃降的相反相成的运动。

15. 肺气宣发体现在：①呼出体内浊气；②将脾转输至肺的水谷精微和津液上输头面诸窍，外达皮毛肌腠；③宣发卫气于皮毛肌腠，以温分肉、充皮肤、肥腠理，司开阖，将津液化为汗液排出体外。

16. 肺气肃降体现在：①吸入自然界清气，下纳于肾，以资元气；②将脾转输至肺的水谷精微和津液向内向下布散，下输于肾，成为尿之源；③肃清肺和呼吸道内的异物，保持呼吸道的洁净。

17. 肺主治节的概念：肺对气、血、津液的治理和调节作用。

18. 肺主治节的具体体现：①治理调节呼吸运动，使之保持呼吸节律有条不紊；②治理调节全身气机，随着肺一呼一吸的运动，调节全身气机的升降出入；③肺朝百脉，治理调节血液的运行；

④肺主通调水道，治理调节津液的代谢。

19. 肺的生理特性：①肺为华盖；②肺为娇脏；③肺气宣降；④肺喜润恶燥。

20. 脾的主要生理功能：①脾主运化；②脾主统血。

21. 脾主运化的概念：脾具有将水谷化为精微，并将精微物质吸收并转输到全身的生理功能。

22. 脾主统血的概念：脾气统摄血液运行于脉中，不使其逸出脉外的作用。

23. 脾为“后天之本”“气血生化之源”。

24. 脾的生理特性：①脾气宜升；②脾喜燥恶湿。

25. 脾藏意，在志为思；在体合肌肉，主四肢在窍为口，其华在唇；在液为涎；脾应长夏与脾主四时。

26. 肝为“将军之官”“罢极之本”“凝血之本”“五脏之贼”。

27. 肝的主要生理功能：①肝主疏泄；②肝主藏血。

28. 肝主疏泄的概念：是指肝具有维持全身气机疏通畅达，通而不滞，散而不郁的生理功能。

29. 肝主疏泄的生理作用体现：①调畅精神情志；②协调脾升胃降；③促进胆汁泌泄；④维持血液循行；⑤维持津液输布；⑥调节排精行经。

30. 肝主藏血的概念：是指肝具有贮藏血液、调节血量和防止出血的功能。

31. 肝藏血的生理作用体现在：①濡养肝及其形体官窍；②为经血生成之源；③化生和濡养肝气。

32. 肝防止出血的机制：①肝气能收摄血液；②肝气疏泄，畅达气机，维持血液运行通畅而不出血；③肝主凝血。

33. 肝不藏血的病机：①肝气虚弱，收摄无力；②肝火亢盛，灼伤脉络，迫血妄行；③肝阴不足，不能凝敛血液，虚火内扰，引起出血。

34. 肝的生理特性：①肝主升发，肝为刚脏；②肝喜条达而恶抑郁；③肝为刚脏。

35. 肝藏魂，在志为怒；在体合筋，其华在爪；在窍为目；在液为泪；肝应春。

36. 肾的主要生理功能：①肾主藏精；②肾主水；③肾主纳气。

37. 肾为“先天之本”“五脏阴阳之本”“封藏之本”。

38. 肾主藏精的概念：肾贮存、封藏精气以主司人体的生长发育、生殖的生理功能。

39. 肾中精气的盛衰可从齿、骨、发的变化中体现出来。

40. 肾藏精的主要生理效应体现在：①主生长发育与生殖；②为脏腑之本；③主生髓化血；④主抵御外邪。

41. 肾主水的概念：肾气具有主持和调节全身水液代谢的功能。

42. 肾主纳气的概念：肾具有摄纳肺吸入的清气而维持正常呼吸的功能。

43. 肾的生理特性：①肾主蛰藏；②肾水宜升；③肾恶燥。

44. 肾藏志，在志为恐；在体合骨，荣齿，其华在发；在窍为耳及二阴；在液为唾；肾应冬。

45. 天癸的概念：肾精充盈到一定程度而化生的促进生殖器官发育成熟，维持生殖功能的精微物质。

46. 七冲门的概念：饮食物的消化吸收和排泄，须经过消化道的七道门户，称为七冲门。包括唇为飞门、齿为户门、会厌为吸门、胃为贲门、太仓下口为幽门、大肠小肠会为阑门、下极为魄门。

47. 六腑以通为用，以降为顺。

48. 胆为“中精之府”“清净之府”“中清之府”“中正之官”。

49. 胆的主要生理功能：①胆贮藏和排泄胆汁；②胆主决断。

50. 胆为六腑之一，又为奇恒之腑之一。

51. 胃有“水谷之海”“太仓”“水谷气血之海”之称。

52. 胃的主要生理功能：①胃主受纳水谷；②胃主腐熟水谷。

53. 胃的生理特性：①胃主通降；②胃喜润恶燥。

54. 小肠的主要生理功能：①小肠主受盛化物；②小肠主泌别清浊；③小肠主液。

55. 大肠的主要生理功能：①大肠主传导糟粕；②大肠主津。

56. 大肠为“传导之官”。

57. 膀胱的主要生理功能：①膀胱主贮藏尿液；②膀胱主排泄尿液。

58. 膀胱为“州都之官”“津液之府”。

59. 上、中、下三焦各自的生理特点：上焦如雾，中焦如沤，下焦如渎。

60. 三焦称为“孤府”及“有名无形”。

61. 三焦的主要生理功能：①运行津液；②通行元气。

62. 脑的主要生理功能：①主宰生命活动；②主精神活动；③主感觉运动。

63. 脑为“髓海”“元神之府”。

64. 髓的生理功能：①充养脑髓；②滋养骨骼；③化生血液。

65. 腰为肾之府，骨为髓之府。

66. 爪为筋之余，齿为骨之余，发为血之余。

67. 女子胞的主要生理功能：①主持月经；②孕育胎儿。

68. 心肾相交的概念：即“水火既济”，是指心与肾之间阴阳水火升降互济，维持了两脏之间生理功能的协调平衡。

69. 心与肾的关系主要体现在：①水火既济；②精神互用；③君相安位。

70. 精血同源的概念：肝藏血，肾藏精，精血同源互化，故称“精血同源”。

71. 肝肾同源，又称为“乙癸同源”。

72. 肝与肾的关系主要体现在：①精血同源；②藏泄互用；③阴阳互资互制。

73. 心与肝的关系主要体现在：①血液运行；②精神情志。

74. 心与脾的关系主要体现在：①血液生成；②血液运行。

75. 肺与脾的关系主要体现在：①气的生成；②津液代谢。

76. 脾与胃之间的关系体现在：①水谷纳运协调；②气机升降相因；③阴阳燥湿相济。

◎ **难点** ◎

1. 五神脏：五脏所藏的精气血津液是意识、思维、情志等神志活动的物质基础，故五脏对人的意识、思维、情志等神志活动具有整体调节作用，称为五神脏。人的意识、思维活动分属五脏，即：心藏神，肺藏魄，肝藏魂，脾藏意，肾藏志。

2. 心为五脏六腑之大主的意义：心为藏神之脏，人体的脏腑、经络、形体、官窍，都在心神的主宰和调节下分工合作，共同完成整体生命活动。

3. 肺为水之上源：肺为华盖，在五脏六腑中位置最高，参与调节全身的津液代谢。

4. 脾为后天之本：脾气不但将饮食物化为水谷精微，并能将水谷精微吸收并转输至全身，以营养五脏六腑、四肢百骸，使其发挥正常功能，充养先天之精，促进人体的生长发育，是维持人体后天生命活动的根本。

5. "治痿独取阳明"的理论依据：全身肌肉赖脾胃运化的水谷精微的营养滋润，才能壮实丰满，并发挥其运动功能。脾失健运，水谷精微生成和转输障碍，肌肉失养，导致瘦削，软弱无力，甚至痿废不用。临床上，肌肉痿废不用等疾患，常从脾胃入手治疗。

6. 肝为"罢极之本"：筋依赖于肝血和肝气的濡养。肝血充足，筋得其养，运动灵活，耐受疲劳。

7. "利小便以实大便"治疗泄泻是小肠"泌别清浊"理论的具体运用。

8. 肺通调水道的作用机制：①肺气宣发，将脾转输至肺的津液，向上向外布散，上至头面诸窍，外达皮毛肌腠，并化为汗液排出体外；②肺气肃降，将脾转输至肺的津液，向下向内布散，下输于肾，成为尿液生成之源。

9. 肝"体阴而用阳"的特点：肝主藏血，以血为体，血属阴；肝主疏泄，以气为用，气属阳。肝体阴柔，其用阳刚，阴阳和调，刚柔并济。

10. 肾的封藏作用，主要体现在人体的藏精、纳气、固摄冲任、固摄二便等方面。

11. 脏腑相合关系的依据：①经脉属络；②生理配合；③病机相关；④脏腑兼治。

精选习题

扫码获取同步习题

（一）单项选择题

1. 五脏的生理功能特点是（　　）

A. 传化物而不藏，实而不能满

B. 藏精气而不泻，实而不能满

C. 传化物而不藏，满而不能实

D. 藏精气而不泻，满而不能实

E. 虚实交替，泻而不藏

【正确答案】D

【答题分析】产生错误的原因在于对五脏生理功能特点与六腑生理功能特点的混淆。五脏的生理功能特点是化生贮藏精气，精气对人体起到重要作用，故宜藏不宜泻；五脏所藏精气宜充满、不宜呆实，精气不断运作，才能维持五脏正常生理功能。六腑的生理功能特点是传导和消化饮食物，故宜虚实交替，实而不满。可简单记忆“脏藏满，腑传泻”。故正确答案为 D。

2. 下列各项中，哪一项最确切地说明了脏与腑的区别（　　）

A. 实质性器官与空腔性器官　　B. 实而不满与满而不实

C. 化生贮藏精气与受盛传化水谷　　D. 与水谷直接接触与不直接接触

E. 经络属表、属阳与属里、属阴

【正确答案】C

【答题分析】五脏、六腑的区别体现在两点：一是体现在形态结构上，五脏的形态结构以实体性居多，六腑的形态结构以空腔性为主；二是体现在功能特点上，化生贮藏精气是五脏的功能特点，受盛传化水谷是六腑的功能特点。但中医学区分五脏、六腑最主要的依据是二者不同的功能特点。故正确答案为 C。

3. 心主神明最主要的物质基础是（　　）

A. 津液　　B. 血　　C. 精

D. 宗气　　E. 营气

【正确答案】B

【答题分析】心藏神的功能建立在心主血脉的基础之上，因为血是神志活动的主要物质基础。精虽然也可以化神，但对于心主神志这一功能来讲，不是其最主要的物质基础。故正确答案为 B。

4. 将肺称为“娇脏”的主要依据是（　　）

A. 肺主一身之气　　B. 肺外合皮毛　　C. 肺气通于天，不耐寒热

D. 肺为水之上源　　E. 肺朝百脉

【正确答案】C

【答题分析】产生错误的原因在于对“娇脏”的不理解。肺之所以被称为“娇脏”，主要是由于肺通过口鼻与外界大气直接相通，寒邪、热邪、燥邪等自然界外邪，可通过口鼻侵犯人体直接伤肺，从而引发各种病证。故正确答案为 C。

5. 肺的行水功能主要依赖于（　　）

A. 肺主一身之气　　B. 肺司呼吸　　C. 肺输精于皮毛

D. 肺朝百脉　　E. 肺主宣发肃降

【正确答案】E

【答题分析】产生错误的原因在于对肺行水功能的机制不清楚。肺的行水功能，主要是依赖于肺气的宣发、肃降运动，将津液向上向外、向内向下布散全身。通过肺气的宣发，可将津液上输头面诸窍，外达皮毛肌腠，成为汗液，排出体外；通过肺气的肃降，可将津液内至脏腑，并将脏腑代谢后的浊液向下输送于膀胱，称为尿之源。故正确答案为 E。

6. 肺为“水之上源”的主要依据是（　　）

A. 肺具有通调水道的功能　　B. 肺具有布散津液的功能

C. 肺具有输精于皮毛的功能　　D. 肺居高位，又主行水

E. 饮入于胃，上归于肺

【正确答案】D

【答题分析】产生错误的原因在于对“水之上源”的理解。水，即肺主行水的功能，也就是通过肺气的宣发肃降运动参与调节全身水液代谢；上源，是指肺在五脏中位置最高，称为“华盖”。围绕此知识点，我们还应掌握肾为水之下源、脾为水液代谢之枢纽。故正确答案为D。

7. 肺吸入清气主要依靠下列哪项功能（　　）

A. 宣发　　B. 肃降　　C. 疏通

D. 调节　　E. 朝百脉

【正确答案】B

【答题分析】肺的主要功能之一是司呼吸。肺气的宣发、肃降运动完成了人体内外气体的交换，其中肺的肃降主要关系到吸入自然界清气，宣发运动主要体现在呼出体内的浊气。宣发与肃降运动的升降平衡，保证了呼吸运动的协调有序。故正确答案为B。

8. 肺主治节是指（　　）

A. 肺主气的调节作用

B. 肺主宣发和肃降的调节作用

C. 对肺生理功能的高度概括

D. 肺协助心调节全身血脉作用

E. 肺对津液的调节作用

【正确答案】C

【答题分析】肺主治节是对肺各种生理功能的高度概括，包括了肺对呼吸运动、气机升降、水液代谢、血液运行的调节作用。作为单项选择题，A、B、D、E项均是不全面的，只有C项准确，因此最佳答案为C。若此题改为多项选择题，答案则可全选。

9. 脾统血的主要作用机制是（　　）

A. 控制血液的流速　　B. 控制内脏的血液容量

C. 控制外周血液容量　　D. 控制血液在脉道内的运行

E. 控制血液上荣头目

【正确答案】D

【答题分析】脾主统血是指脾气具有统摄、控制血液在脉中正常运行而不逸出脉外的功能。故正确答案为D。

10. 与胃下垂、子宫脱垂、脱肛等关系密切的病机是（　　）

A. 脾不统血　　B. 脾失健运　　C. 脾气下陷

D. 湿邪困脾　　E. 脾阳虚衰

【正确答案】C

【答题分析】脾气上升，以升为健，维持内脏位置的相对恒定，防止内脏下垂。若脾气虚弱，无力升举，反而下陷，可导致内脏下垂。故正确答案为C。

11. 具有化湿而恶湿特点的脏腑是（　　）

A. 心　B. 脾　C. 肺

D. 肝　E. 肾

【正确答案】B

【答题分析】脾的生理功能之一是主运化水饮，通过脾气的作用，可以把水饮化为津液，并将其吸收、转输到全身脏腑。脾气健运，运化水饮功能正常，水精四布，自然无痰饮水湿停聚。若脾气虚衰，运化水饮功能障碍，痰饮水湿内生；各种外湿也可侵入人体，从而困遏脾气，致使脾气不升，影响正常功能的发挥，故脾欲求干燥清爽，即所谓“脾喜燥而恶湿”。故正确答案为B。

12. 脾虚可致下列哪一项血行异常（　　）

A. 出血　B. 血瘀　C. 血行加速

D. 血行迟缓　E. 血脱

【正确答案】A

【答题分析】脾气具有统摄、控制血在脉中正常运行而不逸出脉外的功能。若脾虚，气生无源，气虚而固摄作用减退，血失去统摄则逸出脉外而导致出血。故正确答案为A。

13. 气血亏虚的基本机制是（　　）

A. 脾失健运　B. 脾不统血　C. 脾不升清

D. 肝失疏泄　E. 肾失封藏

【正确答案】A

【答题分析】脾的主要功能之一是主运化，为气血生化之源。通过脾气的运动，将水谷转化为精气血津液等精微物质，然后在脾气的作用下，将精微物质转输到全身。所以脾失健运，气血化生不足导致气血亏虚。故正确答案为A。

14. 四肢肌肉的壮实主要取决于（　　）

A. 心主血脉的功能　B. 肾主骨的功能　C. 脾主运化的功能

D. 肺主气的功能　E. 肝主筋的功能

【正确答案】C

【答题分析】脾在体合肉，主四肢。全身肌肉依赖脾胃运化的水谷精微的营养滋润，才能壮实丰满，并发挥其运动功能。故正确答案为C。

15. 男子精液的正常排泄是哪两脏合作的结果（　　）

A. 肝肺　B. 心肺　C. 肝肾

D. 肝脾　E. 脾肾

【正确答案】C

【答题分析】肾主藏精，肝主疏泄，二者之间相互制约、相互为用。男子精液的正常排泄是依赖肾气的封藏作用与肝气的疏泄作用协调的结果。故正确答案为 C。

16. 胆汁的分泌与排泄取决于（　　）

A. 肝主疏泄的功能　　B. 胆贮藏胆汁的功能　　C. 肾封藏精的功能

D. 脾主运化的功能　　E. 小肠泌别清浊的功能

【正确答案】A

【答题分析】胆汁由肝之精气汇聚而成，贮存于胆，在肝气的疏泄调节下排泄进入小肠。故正确答案为 A。

17. 下列哪一项与肝的疏泄功能关系最不密切（　　）

A. 情志的舒畅　　B. 脾胃的运纳　　C. 血液的循行

D. 津液的输布　　E. 呼吸的运动

【正确答案】E

【答题分析】肝的疏泄功能是指肝疏通、畅达全身气机，进而促进精血津液的运行输布、脾胃之气的升降、胆汁的分泌排泄以及情志的舒畅、男子的排精、女子的排卵等作用。肝的疏泄功能可简单记忆为津血、消化、情志、生殖四个方面。故正确答案为 E。

18. 在肝主疏泄的各种功能表现中，最根本的是（　　）

A. 调畅情志　　B. 调畅气机　　C. 调节血量

D. 疏通水道　　E. 促进运化

【正确答案】B

【答题分析】肝主疏泄的功能体现在多个方面：体内津液的输布、血的运行，情志的调畅、胆汁的分泌排泄、脾胃的运化功能以及男子的排精、女子的排卵等生殖功能，均依赖于肝的气机畅达。故正确答案为 B。

19. 维持呼吸深度需哪脏的功能（　　）

A. 肝　　B. 肺　　C. 心

D. 肾　　E. 脾

【正确答案】D

【答题分析】呼吸运动的维持依赖于肺与肾的生理功能共同完成。肺主呼吸，肾主纳气，肺吸入的自然界清气下达到肾封藏摄纳，以维持呼吸的深度。即“肺为气之主，肾为气之根”。故正确答案为 D。

20. 毛发的荣枯主要与体内哪两种物质的盛衰有关（　　）

A. 精与气　　B. 精与液　　C. 精与血

D. 津与气　　E. 气与血

【正确答案】C

【答题分析】毛发的生长，依赖血的濡养。肾藏精，精生血，精血旺盛，则毛发粗壮，浓密而润泽。故正确答案为 C。

21. 与脑髓充盈关系最密切的脏是（　　）

A. 心　　B. 肺　　C. 肝

D. 脾　　E. 肾

【正确答案】E

【答题分析】脑为髓汇聚而成，髓由肾精所化生。肾精充足，髓海得养，则思维敏捷、精力充沛；反之，肾精亏虚，髓海失养，则思维迟钝、记忆力减退。故正确答案为 E。

22. 下列说法中错误的是（　　）

A. 脑为元神之府　　B. 脉为血之府　　C. 腰为肾之府

D. 肺为气之府　　E. 胆为中精之腑

【正确答案】D

【答题分析】肺为气之主，是相傅之官，不能描述为气之府。故正确答案为 D。

23. 下列说法中错误的是（　　）

A. 冲脉为血海　　B. 脑为髓之海　　C. 肺为气海

D. 胃为水谷之海　　E. 膻中为气海

【正确答案】C

【答题分析】中医学把人体的气、血、髓、水谷所汇聚的地方，描述为“海”。血海是冲脉，在藏象理论中也有肝为血海的说法。同时，冲脉也可描述为十二经脉之海、五脏六腑之海；髓海是脑；水谷之海为胃；气海在胸部的膻中。故正确答案为 C。

24. “利小便即所以实大便”治法的依据是（　　）

A. 小肠主液　　B. 脾主运化水液　　C. 肺主行水

D. 大肠主津　　E. 肾主水液

【正确答案】A

【答题分析】临床上用“利小便即所以实大便”的方法治疗泄泻，是基于小肠主液的理论。小肠主液是小肠在吸收谷精的同时，吸收了大量津液。小肠吸收的津液与谷精合为水谷之精，由脾气转输到全身，其中部分津液下渗到膀胱，成为尿之源。若小肠功能失调，不能吸收津液，清浊部分，则可出现便溏、泄泻。故正确答案为 A。

25. 脏腑气机升降之“枢”是指（　　）

A. 肺主呼气，肾主纳气　　B. 心火下降，肾水上升　　C. 脾主升清，肺主肃降

D. 脾气主升，胃气主降　　E. 肝主升发，肺主肃降

【正确答案】D

【答题分析】人体脏腑之气的运动规律，体现了脏腑生理活动的特性。心肺位置居上，其气宜降；肝肾位置在下，其气宜升；脾胃属土，居中央，脾气升，胃气降，为脏腑气机升降的枢纽。故正确答案为 D。

26. 心与肺的关系主要体现在（　　）

A. 呼吸运动　　B. 精神调节　　C. 气机升降

D. 气血为用　　E. 食物运化

【正确答案】D

【答题分析】心主一身之血，肺主一身之气，两者相互协调，从而保证气血的正常运行。故正确答案为D。

27. 与“气虚”关系最密切的脏是（　　）

A. 肺与脾　　B. 脾与胃　　C. 心与肾

D. 肝与肺　　E. 肝与脾

【正确答案】A

【答题分析】肺吸入的自然界清气与脾化生的水谷精气相互结合，聚于胸中，形成宗气。若肺、脾的功能失常，影响宗气的生成，从而导致一身之气的不足，出现气虚的表现。故正确答案为A。

28. 与机体阳气不足关系最密切的脏是（　　）

A. 心与脾　　B. 脾与肝　　C. 脾与肾

D. 心与肺　　E. 肝与肾

【正确答案】C

【答题分析】临床阳气不足最常见的是脾阳虚和肾阳虚。脾阳虚表现出腹冷痛、喜温喜按，形寒肢冷，口淡不渴，下利清谷，或尿少水肿；或妇女带下清稀量多色白，舌淡胖，苔白滑等。肾阳虚主要表现是腰膝酸软冷痛，形寒肢冷，面色㿠白或黧黑，男子阳痿早泄，女子宫寒不孕，五更泄，或小便清长，夜尿频多。故正确答案为C。

29. 心火宜（　　）

A. 升　　B. 降　　C. 聚

D. 散　　E. 入

【正确答案】B

【答题分析】因心位于人体上部，心阳气升已而降下行以温肾阳。故正确答案为B。

30. 肺吸入自然界清气主要依赖于（　　）

A. 宣发　　B. 肃降　　C. 疏通

D. 调节　　E. 朝百脉

【正确答案】B

【答题分析】肺气的肃降作用，主要体现在三个方面：①吸入自然界清气；②将脾转输至肺的津液及部分水谷精微向下向内布散于其他脏腑以濡润之；③将脏腑代谢后产生的浊液下输于肾或膀胱，成为尿液生成之源。故正确答案为B。

31. 下列不属于对肺的描述错误的是（　　）

A. 华盖　B. 娇脏　C. 水之上源

D. 气之根　E. 气之本

【正确答案】D

【答题分析】此题考核的是对肺各种生理特性及功能概括的掌握。肺位最高，覆盖五脏六腑之上，因而称之为“华盖”；肺为清虚之脏，不容纤芥，不耐寒热，易被各种外邪所侵，因而称之为“娇脏”；肺主行水，通过肺气的宣发肃降将津液布散全身，并将代谢后的津液化为汗液排出体外，其位置最高，因而称之为“水之上源”；肺主气的生成和运行，一则是一身之气的生成，尤其是宗气的生成与肺的功能密切相关，即肺吸入的自然界清气与脾胃运化的水谷精气相合形成，二则是肺有节律的呼吸，对全身之气的升降出入运动起重要的调节作用，因而称之为“气之本”。气之根是对肾主纳气功能的描述，故正确答案为D。

32. 下列不属于肺气宣发的生理作用的是（　　）

A. 排出体内浊气　B. 宣散卫气　C. 将津液输布全身，外达皮毛

D. 将代谢后的津液化为汗液排出体外　E. 使全身的血液会聚于肺

【正确答案】E

【答题分析】肺气的宣发作用，主要体现在三个方面：①呼出体内浊气；②将脾所转输来的津液和部分水谷精微上输头面诸窍，外达于全身皮毛肌腠；③宣发卫气于皮毛肌腠，以温分肉、充皮肤、肥腠理、司开阖，将代谢后的津液化为汗液，并控制和调节其排泄。全身的血液会聚于肺是肺朝百脉生理功能的体现。故正确答案为E。

33. “主治节”的脏是（　　）

A. 脾　B. 肝　C. 肺

D. 肾　E. 心

【正确答案】C

【答题分析】因肺具有治理调节肺之呼吸及全身之气、血、水的作用，故将其生理功能概括为主治节。故正确答案为C。

34. 脾统血是通过下列哪项实现的（　　）

A. 气的固摄作用　B. 气的温煦作用　C. 气的气化作用

D. 气的卫外作用　E. 气的防御作用

【正确答案】A

【答题分析】脾主统血是通过脾气的统摄作用，从而控制血液在脉中正常运行而不逸出脉外的功能。若脾气虚，则可出现便血、尿血、崩漏、肌衄等出血表现。故正确答案为A。

35. 藏象学说中可以概括整个消化系统功能活动的是（　　）

A. 胃的通降　B. 脾的运化　C. 胃的受纳

D. 脾升胃降　E. 小肠的泌别清浊

【正确答案】D

【答题分析】脾胃之气的升降运动协调，脾升则健，胃降则和，共同促进饮食物的消化吸收，故藏象学说中通常用脾升胃降来概括整个消化系统的功能活动。故正确答案为D。

36. 脾的生理特性是（　　）

A. 喜通降　　B. 喜清肃　　C. 喜燥恶湿

D. 喜润恶燥　　E. 喜条达

【正确答案】C

【答题分析】此题最容易混淆的是脾与胃的燥湿喜恶。脾为太阴湿土，性喜燥恶湿，脾燥则可升清；胃为阳明燥土，性喜润恶燥，胃中津液充足才可保证食物的受纳和腐熟。除此以外，胃性喜通降，以降为顺，从而促进食物的消化和糟粕的排泄。肺的生理特性亦是喜润恶燥，或者可表达为性喜清肃，易被燥邪所伤；肝的生理特性是喜条达恶抑郁，五行属木，具有疏通和调畅气机的作用。故正确答案为C。

37. 患者，老年女性，尿血时间3年余，时轻时重，并伴有倦怠乏力、面色萎黄等症状，其病机多属于（　　）

A. 脾气虚弱　　B. 肝火亢盛　　C. 肝气虚弱

D. 肝阴亏虚　　E. 脾阳虚衰

【正确答案】A

【答题分析】此题考查的是对脾不统血机制和临床表现的掌握。脾不统血的机制是由于脾气虚，无力固摄血液，血逸出脉外而为出血，其临床表现特点：一是多见人体下部的出血或皮下肌肉出血，如尿血、便血、崩漏、肌衄；二是出血时间长，色淡质稀；三是伴有脾气虚表现，如食欲不振、倦怠乏力、面色萎黄、脘腹胀闷等症。题干中的患者是老年女性，老人体质多虚；伴有的倦怠乏力、面色萎黄是气虚的表现，且尿血是下部出血，其病机属脾气虚弱。故正确答案为A。

38. 肝在志为（　　）

A. 魂　　B. 怒　　C. 喜

D. 悲　　E. 恐

【正确答案】B

【答题分析】此题考核的是对五脏对应五志的掌握。肝在志为怒，心在志为喜，脾在志为思，肺在志为悲，肾在志为恐。魂属于五神范畴，肝主魂。故正确答案为B。

39. 大怒主要影响机体的（　　）

A. 呼吸功能　　B. 疏泄功能　　C. 藏精功能

D. 气化功能　　E. 运化功能

【正确答案】B

【答题分析】大怒作为一种情志失调的表现，主要影响的是肝的疏泄功能，使气机上逆，甚至血随气逆，并走于上，表现为面红目赤、头胀头痛、呕血，甚则昏厥卒倒。故正确答案为B。

40. 患者，中年女性，常情志抑郁，喜太息，伴头晕目眩，两胁虚闷，脉弦细。其病机是（　　）

A. 脾失健运　　B. 肝失疏泄　　C. 肾精不足

D. 肝血亏虚　　E. 脾阳虚衰

【正确答案】B

【答题分析】此题考查的是对肝失疏泄的病机和临床表现的掌握。肝失疏泄的病机多与肝气郁结、肝气亢逆、肝气虚弱有关。此题干的患者为中年女性，情志抑郁，喜太息，伴头晕目眩，两胁虚闷，脉弦细等症是肝气虚弱，疏泄无力，升发无力，从而表现在情志、头目、两胁等异常表现。故正确答案为B。

41. “五脏之贼”是指（　　）

A. 肺　　B. 脾　　C. 肾

D. 肝　　E. 心

【正确答案】D

【答题分析】此题重点考核的是对肝的生理特性的概括和理解。肝为刚脏，肝气易亢易逆，故肝之有病，常可延及其他脏腑，导致五脏六腑的病变，故称“五脏之贼”。故正确答案为D。

42. 为五脏阴阳之根本的脏是（　　）

A. 心　　B. 肝　　C. 肾

D. 脾　　E. 肺

【正确答案】C

【答题分析】肾藏先天之精，为先天之本，肾精化肾气，肾气分阴阳，肾阴为脏腑阴液之源，“五脏之阴气，非此不能滋”；肾阳为脏腑阳气之本，“五脏之阳气，非此不能发”，肾中阴阳能资助、协调五脏之阴阳，故肾为五脏阴阳之根本。故正确答案为C。

43. “天癸”的产生取决于（　　）

A. 先天禀赋的强弱　　B. 体表卫气的充沛　　C. 肾阴肾阳的协调

D. 肾中精气的充盈　　E. 水谷之精的充养

【正确答案】D

【答题分析】此题考核的是对天癸概念的理解。天癸是肾中精气充盈到一定阶段产生的一种精微物质，具有促进人体生殖功能发育成熟和维持人体生育功能的作用。天癸的至与竭取决于肾中精气的盛衰。故正确答案为D。

44. 下列**不属于**“肾气不固”临床表现的是（　　）

A. 浮肿　　B. 遗精　　C. 小便失禁

D. 早泄　　E. 带下量多

【正确答案】A

【答题分析】此题考核的是对肾主封藏生理病理的理解与掌握。肾为封藏之本，其生理功能主要表现为藏精、纳气、主生殖、主二便等。若肾气虚，封藏失职，则可出现喘息、遗尿、小便失禁、大便滑脱不禁、多汗以及男子遗精、滑精、早泄、女子带下量多、崩漏、滑胎等病症。浮肿的出现多与脾肾阳虚有关。故正确答案为 A。

45. 下列说法错误的是（　　）

A. 心在液为汗　　B. 肝在液为泪　　C. 脾在液为涎

D. 肺在液为涕　　E. 肾在液为尿

【正确答案】E

【答题分析】此题考核的是对五脏与五液知识点的掌握。五液是指人体正常的分泌物，包括泪、汗、涎、涕、唾。五液与五脏的关系是：肝在液为泪、心在液为汗、脾在液为涎、肺在液为涕、肾在液为唾。肾主水，开窍于二阴，对尿的生成和排泄具有重要的调节作用，但尿不是肾之液。故正确答案为 E。

46. 下列说法错误的是（　　）

A. 肾为先天之本　　B. 肾为封藏之本　　C. 肾为脏腑之本

D. 肾阳为五脏阳气之本　　E. 肾为气之本

【正确答案】E

【答题分析】此题考核的是对肾生理特性概括知识点的掌握。中医学对于肾生理功能和生理特性的总结，可概括为 5 个本：①肾为先天之本；②肾为封藏之本；③肾为脏腑之本；④肾阳为五脏阳气之本；⑤肾阴为五脏阴气之本。肺为气之本，肾为气之根。故正确答案为 E。

47. “孤府”所指的是（　　）

A. 胃　　B. 胆　　C. 膀胱

D. 小肠　　E. 三焦

【正确答案】E

【答题分析】此题考核的是对三焦称谓的掌握。《灵枢·本输》曰：“三焦者，中渎之府也，水道出焉，属膀胱，孤之府也。”孤者，大也，之所以称三焦为孤府，是指三焦是包容胸腹腔中五脏六腑的一个“大府”，因其大而称之为“孤府”。故正确答案为 E。

48. “中精之腑”是指（　　）

A. 胃　　B. 胆　　C. 膀胱

D. 小肠　　E. 三焦

【正确答案】B

【答题分析】此题考核的是对胆作为奇恒之腑的掌握。胆、胃、大肠、小肠、膀胱、三焦六腑中，只有胆既为六腑，又为奇恒之腑，贮藏胆汁。古人认为胆汁是精纯、清净的精微物质，把胆汁称之为“精汁”，故胆有“中精之腑”“清净之腑”“中清之腑”三个不同的称谓。故正确答案为 B。

49. 下列属于胃的生理特性的是（　　）

A. 喜燥　　B. 喜满　　C. 喜润

D. 喜运　　　　　　　　E. 喜升

【正确答案】C

【答题分析】此题考核的是对胃生理特性的掌握。胃的生理特性是喜润，主通降。脾的生理特性是喜燥，主升。喜润也是肺的生理特性之一。学习中应注意相关知识的比较与联系记忆，尤其是脾与胃、肺与胃之间生理特性的异同。故正确答案为C。

50.“中焦如沤”是描述（　　）

A. 胃的受纳功能

B. 脾的散精功能

C. 小肠的泌别清浊功能

D. 脾、胃、肝、胆等脏腑的消化饮食物的作用

E. 心、肺输布气血的作用

【正确答案】D

【答题分析】此题考核的是对三焦生理特点的理解与掌握。《灵枢·营卫生会》中把三焦的生理特点分别概括为“上焦如雾，中焦如沤，下焦如渎”。上焦如雾，是喻指心、肺输布气血的生理功能如雾露般宣发和升散；中焦如沤，是喻指脾、胃、肝、胆等脏腑对饮食物的消化、吸收并输布其水谷精微和化生血液的生理作用；下焦如渎，是对肾、膀胱、大肠、小肠、女子胞等脏腑具有排泄糟粕、小便、经血等功能的概括。故正确答案为D。

51.“泌别清浊”属于（　　）

A. 胃的功能　　　　　　B. 小肠的功能　　　　　　C. 三焦的功能

D. 膀胱的功能　　　　　E. 胆的功能

【正确答案】B

【答题分析】此题考核的是对小肠功能的掌握。小肠的生理功能有：①受盛化物；②泌别清浊；③主液。小肠的泌别清浊功能正常，则水液和糟粕各走其道而二便正常。故正确答案为B。

52. 大肠功能失常，最直接影响（　　）

A. 肾失气化　　　　　　B. 肝失疏泄　　　　　　C. 肺失肃降

D. 脾失健运　　　　　　E. 脾失升清

【正确答案】C

【答题分析】此题考核的是肺与大肠在生理病理上的联系与影响。肺与大肠在经络上相互络属，构成了表里关系，大肠传导功能正常有利于肺气之肃降，反之，若大肠传导糟粕功能失常，则可直接影响肺气的肃降。当然，大肠的传导功能正常与否，与脾气的运化、肾气的蒸腾与气化、肝气的疏泄作用也有一定的关系，但最直接影响的是肺的肃降。故正确答案为C。

53. 具有“通行诸气和运行水液”生理功能的腑是（　　）

A. 胆　　　　　　　　　B. 膀胱　　　　　　　　　C. 胃

D. 三焦　　　　　　　　E. 小肠

【正确答案】D

【答题分析】此题考核的是三焦的生理功能。三焦的生理功能：①通行元气。肾藏先天之精化生的元气，自下而上布散；肺吸入的自然界清气与脾胃运化的水谷精气相互结合，聚于胸中形成的宗气，自上而下运行，皆以三焦为通路。②运行津液。全身水液的运行、输布和排泄，也都是在肺、脾、肾等脏腑的作用下，以三焦为通路，完成了水液的升降出入运动。故正确答案为 D。

54. 脏与脏之间主要表现为阴阳水火互济互制关系的是（　　）

A. 心与肺　　B. 心与肾　　C. 肾与肝

D. 脾与肾　　E. 心与肝

【正确答案】B

【答题分析】此题考核的是对心与肾关系的掌握。心在上为阳，五行属火；肾在下为阴，五行属水。心火下降于肾，使肾水不寒，肾水上济于心，使心火不亢。心与肾之间的阴阳水火升降互济，保持了两脏之间的生理功能的平衡协调。故正确答案为 B。

55. 脏与脏之间主要是先后天相互资生关系的是（　　）

A. 心与肾　　B. 心与脾　　C. 心与肺

D. 脾与肾　　E. 肝与脾

【正确答案】D

【答题分析】此题考核的是对脾与肾关系的掌握。脾主运化水谷精微，化生气血为后天之本；肾主封藏先天之精，是生命的本原，为先天之本。脾的运化水谷功能，有赖于肾气及肾阴、肾阳的资助和促进，才能健旺；肾所藏先天之精及化生的元气，也有赖于脾气运化的水谷之精微地不断充养和培育，方能充盛。先天与后天，相互资生，相互促进。先天温养激发后天，后天补充培育先天。故正确答案为 D。

56. 精血互生主要反映哪两脏之间的关系（　　）

A. 心与肾　　B. 肝与脾　　C. 肺与心

D. 肝与肾　　E. 心与脾

【正确答案】D

【答题分析】此题考核的是对肝与肾关系的掌握。肝主藏血，肾主藏精，精血均是由水谷之精微化生和充养，精能化血，血能生精，两者之间能相互资生，称为精血同源。故正确答案为 D。

57. 肝肺之间的关系主要表现在（　　）

A. 气机的调节　　B. 血液的运行　　C. 津液的输布

D. 气的生成　　E. 血的生成

【正确答案】A

【答题分析】此题考核的是对肝与肺关系的掌握。肺主肃降，肝主升发，肝肺之间的关系主要表现在气机的调节方面。肝气从左升发，肺气从右肃降，肝升肺降，升降协调，对全身气机的调畅具有重要的调节作用，古人也称为“龙虎回环”。故正确答案为A。

58.“肾为气之根”主要是指（　　）

A.肾阳　B.肾为先天之本　C.肾藏精

D.肾主纳气　E.肾主水液

【正确答案】D

【答题分析】此题考核的是对肾主纳气生理功能的理解与掌握。这句话出自清代医家林珮琴著的《类证治裁·喘证》，言“肺为气之主，肾为气之根。肺主出气，肾主纳气”。肾主纳气，是指由肺吸入的自然界清气下达到肾，经过肾的摄纳潜藏，才能保持吸气的深度。故正确答案为D。

59.患者喜笑不休多因为（　　）

A.心气虚　B.心血虚　C.心气实

D.心血瘀　E.心阴虚

【正确答案】C

【答题分析】此题考核的是对心与情志之间关系的掌握。心在志为喜，喜则气和志达，营卫通利。喜乐愉悦的情志是心气血调和正常生理功能的表现。若心气有余则表现为笑不休，若心气虚则表现为悲。故正确答案为C。

60.内脏下垂主要是因为（　　）

A.宗气虚　B.胃气虚　C.脾气虚

D.肾气虚　E.肝气虚

【正确答案】C

【答题分析】此题考核的是对脾主升生理特性的理解与掌握。脾气主升，不仅将水谷精微上输于心、肺等脏，而且脾气上升还对维持内脏位置的相对稳定、防止内脏下垂具有作用，故临床上内脏下垂的病变，多与脾气虚无力升举有关。故正确答案为C。

61.与情志抑郁关系密切的是（　　）

A.肝气郁结　B.肺气郁滞　C.肝气亢逆

D.脾气郁滞　E.心气涣散

【正确答案】A

【答题分析】此题考核的是对肝主疏泄功能的理解与掌握。肝主疏泄的生理功能，其表现之一即是对情志的调畅。若肝气的疏泄功能失常，一是肝气郁结，表现为情志抑郁、闷闷不乐、悲忧欲哭等；二是肝气亢逆，表现为急躁易怒、面红目赤等。故正确答案为A。

62.下列各项与二便的排泄均有密切关系的是（　　）

A.膀胱　B.胆　C.肺

D.肾　E.大肠

【正确答案】D

【答题分析】此题考核的是肾主二便的知识点。肾开窍于二阴，主二便。膀胱虽有贮藏和排泄尿的功能，但尿的生成与排泄必须依赖于肾气的蒸腾气化和固摄作用实现；大肠虽传导糟粕，但粪便的排泄也与肾气的推动和固摄作用有关。所以，在临床上，如果肾的功能失常，则可以出现尿频、遗尿、尿少、尿失禁等小便异常，或者便秘、泄泻等病证。故正确答案为 D。

63. 肾精、肾气、肾阴、肾阳之间的关系是（　　）

A. 肾精即肾阴，肾气即肾阳

B. 肾精化生肾气，肾气分为肾阴和肾阳

C. 肾精包括肾气，肾精分为肾阴和肾阳

D. 肾气包括肾精，肾气分为肾阴和肾阳

E. 肾气即肾精，肾气分为肾阴和肾阳

【正确答案】B

【答题分析】此题考核的是对五脏精气阴阳体系的理解与掌握。五脏的精气阴阳理论体系，是用来解释和说明各脏腑生理功能和病理变化的理论模型。其理论的核心是精化气，气分阴阳。故对肾而言，当然是肾精化生肾气，肾气分为肾阴和肾阳。故正确答案为 B。

64. 与机体的阴气不足关系最为密切的是（　　）

A. 心阴　　B. 胃阴　　C. 肾阴

D. 肺阴　　E. 肝阴

【正确答案】C

【答题分析】此题考核的是肾阴与五脏之阴的关系。肾阴为五脏之阴的根本，五脏之阴气，非此不能滋。因此，若肾阴不足，则可导致五脏之阴的不足；反之，若其他脏腑之阴亏虚，最终也可累及肾阴，导致肾阴亏虚，即“久病及肾”。故正确答案为 C。

（二）多项选择题

1. 下列脏腑中属于奇恒之腑的有（　　）

A. 三焦　　B. 胆　　C. 脑

D. 女子胞　　E. 髓

【正确答案】BCDE

【答题分析】此题考核的是对奇恒之腑概念的掌握。奇恒之腑是指脑、髓、骨、脉、胆、女子胞的总称。三焦是六腑之一，不属于奇恒之腑。故正确答案为 BCDE。

2. 与血的运行关系密切的有（　　）

A. 心主血脉　　B. 肝主疏泄　　C. 肾主气化

D. 肺朝百脉　　E. 脾主统血

【正确答案】ABDE

【答题分析】此题考核的是血的运行与脏腑生理功能的关系。心主血脉，心气推动和调控血在脉中运行全身；肺朝百脉，肺气辅助心气推动血的运行；肝主疏泄，调畅气机，是保证血行通畅的一个重要环节；脾主统血，脾气健旺能统摄血在脉中运行，防止溢出脉外。因此，心、肺、肝、脾生理功能的相互协调与配合，共同保证了血的正常运行。注意脾在血的正常运行中的作用，不要漏选。肾的气化主要是对精血化生、小便的生成和排泄的作用，与血的运行没有直接关系。故正确答案为 ABDE。

3. 肾精不足可出现（　　）

A. 小儿囟门迟闭　　B. 小儿骨软无力　　C. 牙齿松动脱落

D. 老年人骨质脆弱　　E. 脑转耳鸣

【正确答案】ABCDE

【答题分析】此题考核的是对肾精生理功能的理解与掌握。肾主藏精，主骨生髓，与人体的生长、发育、生殖有密切的关系，其生理功能主要表现在齿、骨、发。①骨的生长发育，要依赖于肾精的充足才能化生骨髓营养骨，齿为骨之余，同样由肾精充养。生理情况下，肾精充足，骨髓化生有源，骨骼坚固有力；反之，若肾精不足，对小儿来讲，可以出现囟门迟闭、骨软无力、齿迟等表现，对老年人来讲，可以出现骨质脆弱、容易骨折等表现。②脑髓的充盈与肾精的盛衰有密切的关系。脑为髓之海，脑由髓聚而成。肾精充足，髓海得养，脑功能健全，则思维敏捷、精力充沛；反之，若肾精不足，髓海亏虚，脑失所养，则可表现为脑转耳鸣、腰膝酸软无力、头目眩晕、目无所见、懈怠安卧、牙齿松动脱落等。当然，除此以外，肾精的盛衰，还与毛发的生长、润泽等有关。肾藏精，精化血，精血旺盛，荣养头发，则毛发粗壮、浓密、有光泽；若肾精不足，则可出现年少白发、枯萎、早脱等。故正确答案为 ABCDE。

4. 脾气主升，主要表现在（　　）

A. 配合胃腐熟水谷

B. 上输水谷精气于心肺、头目

C. 在体合肉，主四肢

D. 维系脏器位置的恒定

E. 运化水液

【正确答案】BD

【答题分析】此题考核的是对脾主升生理特性的理解与掌握。脾主升，主要包括两个方面：①升清，将水谷精微等物质通过脾气的上升运动输送到心肺、头目，以濡养全身；②升举内脏，通过脾气的升举，维持内脏位置的相对稳定、防止内脏下垂。故正确答案为 BD。

5. 肺主一身之气主要体现于（　　）

A. 宗气的生成　　B. 宣发津液　　C. 通调水道

D. 朝百脉　　E. 调节全身气机

【正确答案】AE

【答题分析】此题考核的是对肺主气生理功能的理解与掌握。肺主气，包括主呼吸之气和主一身之气。肺主一身之气的生理功能包括两个方面：①肺主一身之气的生成，特别是宗气的生成，是由肺吸入的自然界清气和脾胃运化的水谷精气相互结合产生的；②肺主一身之气的运行，肺有节律地一呼一吸，调节着全身之气的升降出入运动。故正确答案为AE。

6. 肝藏血的生理意义包括（ ）

A. 贮藏血液于肝内　B. 调节人体各部分血量分配　C. 调节水液代谢平衡

D. 防止出血　E. 魂神有所依舍

【正确答案】ABD

【答题分析】此题考核的是对肝藏血生理功能的理解与掌握。肝主藏血，主要包括三个方面：①贮藏血于肝，所以肝也称为“血海”；②调节血量，通过肝气的疏泄作用将血向外周输布；③防止出血，肝气的固摄作用发挥凝血作用，因此，肝也称为“凝血之本”。此知识点可简单记忆为“藏血、调量、凝血”六个字。故正确答案为ABD。

7. 有防止出血功能的脏有（ ）

A. 肝　B. 心　C. 脾

D. 肺　E. 肾

【正确答案】AC

【答题分析】此题考核的是脏腑生理功能与血正常运行脉内的关系。脾主统血，脾气具有固摄血在脉内运行、防止逸出脉外的功能；肝主藏血，肝气、肝阴具有固摄和凝血的作用。故正确答案为AC。

8. 补肾以治脱发的理论依据有（ ）

A. 发为血之余　B. 精血互生　C. 发之生机在肾

D. 肾主纳气　E. 滋水涵木

【正确答案】ABC

【答题分析】此题考核的是肾与发的关系。肾藏精，精化血，发为血之余。肾精的盛衰，与毛发的生长、润泽等有关。精血旺盛，荣养头发，则毛发粗壮、浓密、有光泽；若肾精不足，则可出现年少白发、枯萎、早脱等。临床上可以通过补肾精、养血治疗脱发。故正确答案为ABC。

9. 肾气不固的临床表现有（ ）

A. 大便滑脱　B. 遗尿　C. 肠液枯涸而便秘

D. 遗精　E. 呼吸短促，动则气急

【正确答案】ABDE

【答题分析】此题考核的是对肾主封藏功能生理病理的理解与掌握。肾为封藏之本，主要体现在藏精、藏气、藏二便、藏胎。若肾气虚，封藏失职，可以出现大便滑脱、遗尿、遗精、滑精、早泄、滑胎、崩漏、呼吸短促、动则气急等。肠液枯涸导致的便秘主要与大肠的传导功能失常有关。故正确答案为ABDE。

10. 心主神明的含义包括（ ）

A. 主宰五脏六腑的生理活动

B. 主宰形体官窍的生理活动

C. 主宰人体的精神意识思维活动

D. 推动血液在脉中运行

E. 总司气化功能

【正确答案】ABC

【答题分析】此题考核的是对心主神明含义的理解与掌握。神有广义和狭义之分，广义之神是指整个人体生命活动的外在表现和主宰；狭义之神是指人的精神、意识、思维、情志等。心主藏神明包括两个方面：①心具有统帅全身脏腑、经络、形体、官窍等生理活动的功能，因此也称“心为五脏六腑之大主”；②心可主宰人的精神、意识、思维、情志等活动。故正确答案为 ABC。

11. 肾主闭藏与肝主疏泄之间的关系，主要体现于（　　）

A. 人体的生长发育　B. 女子的月经来潮　C. 男子的排精

D. 精血之间的相互化生　E. 津液的正常输布

【正确答案】BC

【答题分析】此题考核的是肝肾两脏在生殖方面的关系。肾主闭藏，藏精充足，为女子的月经、男子的精溢提供前提；肝主疏泄，主调畅气机，为女子月经的按时而至和男子的排精提供动力。肝气疏泄可促使肾气封藏有度，肾气闭藏可防肝气疏泄太过。因此，肾之封藏与肝之疏泄之间存在着既相互为用，又相互制约的关系，相反相成，从而调节着生殖功能。故正确答案为 BC。

12. 肝气郁结后可导致的病理变化有（　　）

A. 胸胁胀痛　B. 胃脘胀痛　C. 纳呆

D. 腹泻　E. 癥积

【正确答案】ABCDE

【答题分析】此题考核的是对肝主疏泄生理病理的理解与掌握，这是一个非常重要的知识点，也是考试的考点。在学习的过程中，对这类知识并不是要求死记硬背，而是要学会分析推理，尤其是从脏腑的生理反推病理的表现。此题的题干“肝气郁结”，其病理表现：①从经脉的循行部位分析，足厥阴肝经主要分布于胸胁、少腹、乳房、头目等部位，若肝气郁结，则可出现上述部位的胀满疼痛不舒。②肝属木，肝气郁结容易乘脾犯胃，可致脾胃升降失常，脾不升清或胃不降浊，脾不升清可出现头目眩晕、腹泻、肠鸣等；胃不降浊则可出现纳呆、脘腹部胀满疼痛等。③肝失疏泄，不能调畅情志，可见情志悲忧、闷闷不乐等。④肝气郁结，气机不利，可影响血行瘀滞停积，日久成癥积；也可影响水液津液的运行，出现水肿、痰核等。故正确答案为 ABCDE。

13. 心的生理特性为（　　）

A. 主血脉　B. 心火宜降　C. 主通明

D. 心气上升　E. 主行水

【正确答案】BC

【答题分析】首先应仔细审题，此题考核的是心的生理特性，不是心的生理功能。主血脉是心的生理功能；主行水是肺的生理功能。心的生理特性有三个：①阳脏，五行属火；②主通明，心脉畅通，心神清明；③心火宜降。故正确答案为 BC。

14. 肝的疏泄功能失常，在情志方面的常见表现有（　　）

A. 易怒　　B. 易惊　　C. 易喜

D. 抑郁　　E. 恐惧

【正确答案】AD

【答题分析】此题考核的是肝主疏泄功能对情志的影响。肝失疏泄对情志的影响主要有两个方面：①肝气郁结则见情志抑郁不乐，悲忧善虑；②若肝气郁而化火，肝气上逆，则表现为烦躁易怒、亢奋激动。故正确答案为 AD。

15. 与呼吸运动有关的脏有（　　）

A. 肝　　B. 脾　　C. 肾

D. 心　　E. 肺

【正确答案】CE

【答题分析】此题考核的是脏腑功能与呼吸运动的关系。呼吸由肺所主，但肺吸入的自然界清气必须下达到肾，依赖肾的摄纳功能以保持呼吸的深度，防止呼吸表浅。肝主疏泄，调畅气机的升降，但并不直接参与呼吸运动。故正确答案为 CE。

16. 下列说法错误的有（　　）

A. 齿为肾之余　　B. 爪为筋之余　　C. 脉为血之府

D. 发为精之余　　E. 腰为肾之府

【正确答案】AD

【答题分析】此题考核的是对中医学常见理论的理解与掌握。考试中注意审题，题干问的是错误选项，不要误答成正确选项。齿与骨同出一源，均由肾精充养，故曰“齿为骨之余”；发的生长依赖精血的滋养，故曰“发为血之余”。其余 BCE 三项的描述都是正确的。故正确答案为 AD。

17. 大肠的传导作用主要与下列哪些脏腑的作用有关（　　）

A. 胃气的通降　　B. 肺气的肃降　　C. 肝气的疏泄

D. 肾气的蒸化和固摄　　E. 脾气的运化

【正确答案】ABCDE

【答题分析】胃气的通降，有利于大肠的传导；肺与大肠相表里，肺气肃降有助于糟粕的排泄；肝气疏泄气机，气机调畅可促进大肠的传导；肾气的蒸腾和气化主宰着二便的排泄；脾气的运化，可促进大肠对食物残渣中津液的吸收。故正确答案为 ABCDE。

18. 心脾两虚证，临床可见（　　）

A. 心悸　　B. 气短　　C. 腹胀满

D. 腹冷痛　　E. 面白

【正确答案】ABCE

【答题分析】此题考核的是心脾两虚证，答题思路就应从心与脾的关系失常分析其临床表现。心脾两虚证包括心血亏虚和脾失健运两个方面：①心血亏虚不能濡养心及心神，临床可见心悸、失眠、多梦，血虚不能荣华于面则见面白；②脾失健运则运化水谷功能减退，气血生化无源，可见气短、脘腹部胀满、食少纳呆等表现。故正确答案为ABCE。

19. 下列哪些属于以五脏为中心的藏象特点（ ）

A. 五脏的形态结构

B. 五脏与形体诸窍联结成一个整体

C. 五脏的生理功能与情志密切相关

D. 五脏生理功能之间的协调平衡

E. 五脏外应五时

【正确答案】BCDE

【答题分析】此题考核的是对藏象学说整体观的理解与掌握。藏象学说的特点是以五脏为中心的整体观，主要体现在：①人体自身的整体性，包括五脏与外在的形态官窍与情志活动以及五脏之间的生理功能的协调平衡；②五脏与外界环境的统一性，包括五脏外应五时、五方、五色、五气、五化等。脏腑的形态结构不是藏象学说的主要内容，不能体现其以五脏为中心的特点。故正确答案为BCDE。

20. 心主血脉的正常运行，最基本的前提条件有（ ）

A. 心气充沛　B. 血液充盈　C. 脉道通利

D. 肺津充足　E. 肾精充足

【正确答案】ABC

【答题分析】心主血脉的功能，其要素有三：①心气充沛，才能推动血在脉中运行；②血液充盈，才能在心气的推动下输布全身；③脉道通利，是保证血流行全身的重要保障。可简单记忆为气、血、脉三个要素。故正确答案为ABC。

21. 肾主闭藏的生理特性主要体现在（ ）

A. 藏精　B. 主骨　C. 纳气

D. 生髓　E. 通脑

【正确答案】AC

【答题分析】肾主闭藏，主要体现在四个方面：①藏精，推动人体的生长、发育、生殖；②藏气，是指肾具有摄纳肺吸入之清气以保持呼吸的深度；③藏水，即肾的蒸腾与气化对尿的生成与排泄具有重要的主宰作用，防止尿频、遗尿、尿失禁等；④藏胎，肾气固护胎儿、防止滑胎等。主骨生髓是肾所藏之精对骨的发育、髓的化生的体现，并不是肾主闭藏的特性。故正确答案为AC。

22. 以下指“心”的有（ ）

A. 君主之官　B. 生之本　C. 身之本

D. 五脏六腑之大主　　E. 娇脏

【正确答案】ABD

【答题分析】本题最容易选错的是C项，心主血脉，主藏神，为君主之官、五脏六腑之大主，是生之本，不是身之本。娇脏是指肺。故正确答案为ABD。

23. “中气下陷”主要表现为（　　）

A. 皮下出血　　B. 呼吸短促　　C. 久泻脱肛

D. 恶心呕吐　　E. 胃下垂

【正确答案】CE

【答题分析】本题考查要点是理解中气的所指和下陷的特征。中气是指脾胃中焦之气，下陷是指脾胃气虚导致不能升举而出现的脱肛、胃下垂、子宫下垂等内脏下垂的表现。故正确答案为CE。

24. 下列官窍中与肾有关的有（　　）

A. 目　　B. 鼻　　C. 口

D. 耳　　E. 二阴

【正确答案】DE

【答题分析】五脏中只有肾之窍有二，即耳及二阴。其他四脏只有一个窍，即肝之窍在目，肺之窍在鼻，脾之窍在口，心之窍在舌。故正确答案为DE。

25. 下列与脾有关的有（　　）

A. 在志为悲　　B. 在液为唾　　C. 在窍为口

D. 其华在唇　　E. 在体为筋

【正确答案】CD

【答题分析】常见的错误是将脾之液记错。唾和涎均是口腔内的津液，但涎是脾之液，唾是肾精所化，为肾之液；脾之气血荣华于唇。肺在志为悲，肝在体为筋。故正确答案为CD。

26. 膀胱的生理功能为（　　）

A. 化生尿液　　B. 贮存尿液　　C. 排泄尿液

D. 吸收水分　　E. 蒸化尿液

【正确答案】BC

【答题分析】膀胱为州都之官，其生理功能是贮尿和排尿。尿的生成则由肾的蒸腾气化实现。故正确答案为BC。

27. 肝气上逆的临床表现主要有（　　）

A. 面红目赤　　B. 头目胀痛　　C. 两胁窜痛

D. 吐血咯血　　E. 心情抑郁

【正确答案】ABCD

【答题分析】肝失疏泄，升发太过，上逆头目胸胁，出现面红目赤、头目胀痛、两胁窜痛；情志可出现烦躁易怒；血随气逆可出现吐血咯血。故正确答案为ABCD。

28. 可致听力减退，耳聋不聪的原因有（　　）

A. 肝胆火旺　　B. 脾气虚弱　　C. 心火上炎

D. 肾精不充　　E. 肺气虚损

【正确答案】AD

【答题分析】足少阳胆经的经脉循行于耳，肝胆火旺可循经上扰致耳鸣耳聋；肾开窍于耳，肾精不充，耳窍失聪可见听力减退、耳聋等。故正确答案为AD。

29. 心的阳气过亢的病理反应有（　　）

A. 烦躁　　B. 脉数　　C. 嗜睡

D. 失眠　　E. 胸闷

【正确答案】ABD

【答题分析】心为阳脏，若心阳过亢，扰乱心神可致烦躁、失眠；阳亢使脉流薄疾则脉数。嗜睡多与阳气不振有关；胸闷多与气机不利有关。故正确答案为ABD。

30. 胃火炽盛的主要表现有（　　）

A. 纳呆　　B. 牙龈红肿　　C. 口臭

D. 消谷善饥　　E. 口甘

【正确答案】BCD

【答题分析】胃火炽盛，受纳腐熟功能亢进，可致消谷善饥；火邪循经上至牙龈，出现牙龈红肿疼痛、口臭。纳呆多为脾胃虚弱导致受纳和运化水谷的功能减退；口甘多为湿热蕴脾的表现。故正确答案为BCD。

（三）问答题

1. 为什么说“六腑以通为用”？

【正确答案】由于六腑传化水谷，实而不满，需要不断地受纳、消化、传导和排泄，虚实更替，宜通不宜滞，故称“六腑以通为用”。

【易错答案】六腑各自的功能。

【答题分析】本题的答题思路是回答六腑共同的生理功能特点，尤其是传化物而不藏；其次重点解释“通”，即畅通，尤其是气机的畅通，实而不满。

2. 简述肝与体的系统联系并说明其生理病理意义。

【正确答案】肝在体合筋。筋依赖肝血和肝气的濡养，具有连接关节、肌肉，主司关节运动的功能。肝血充足，筋得其养，运动灵活而有力。若肝血亏虚，筋脉失养，则运动能力减退。

【易错答案】肝在体合筋。

【答题分析】本题的答题思路是首先回答肝在体合筋；其次回答筋的功能与肝的关系；第三回答肝血充足、肝血亏虚对筋脉功能的影响。

第四章　精气血津液神

◎ **重点** ◎

1. 人体之精的基本概念：广义之精，包括气血津液等人体一切精微物质；狭义之精专指生殖之精。精是构成人体和维持人体生命活动的最基本物质，是人体生命的本源。

2. 人体之精的生成：禀受于父母的先天之精和来源于吸入清气与水谷精微的后天之精相融合而生成。

3. 人体之精的功能：①繁衍生命；②生长发育；③濡养作用；④化生血气；⑤化神作用；⑥抗邪作用。

4. 人体之气的基本概念：气是人体内活力很强、运行不息的极细微物质，是构成和维持人体生命活动的基本物质。

5. 气机的概念：气的运动。

6. 气化的概念：气的运动产生的各种变化，在人体具体表现为精、气、血、津液等生命物质的生成及其相互转化过程。

7. 人体之气的生理功能：①推动作用；②温煦作用；③防御作用；④固摄作用；⑤中介作用。

8. 元气的概念：是人体中最根本、最重要的气，是生命活动的原动力。

9. 元气的生成：主要由肾中先天之精所化生，根于命门。

10. 元气的生理功能 ：①推动和激发人体的生长发育和生殖功能；②推动和调节各脏腑、经络、形体、官窍的生理活动。

11. 宗气的概念：是由水谷精气与呼吸清气所化生而聚于胸中之气。

12. 宗气的生成：①脾胃运化的水谷之精所化生的水谷精气；②肺从自然界吸入的清气，二者结合生成宗气。

13. 宗气的生理功能：①行呼吸；②行气血；③资先天。

14. 营气的概念：是指饮食水谷化生的精气，行于脉内，具有化生血液、营养周身的功能。

15. 营气的生成：来源于脾胃运化的水谷精微，由水谷精微中的精华部分化生。

16. 营气的生理功能：①化生血液；②营养全身。

17. 卫气的概念：指由饮食水谷所化生的悍气，行于脉外，具有温煦皮肤、腠理、肌肉，司汗孔开阖与护卫肌表、抗御外邪的功能。

18. 卫气的生成：来源于脾胃运化的水谷精微，由水谷精微中的慓悍部分化生。

19. 卫气的生理功能：①防御外邪；②温养全身；③调节腠理。

20. 血的概念：血是行于脉中，循环流注于全身，具有营养和滋润作用的红色液态物质。

21. 血府的概念：脉是血液运行的管道。

22. 血的生成：水谷之精及肾精为血液化生的基础物质。

23. 血的生理功能：①濡养；②化神。

24. 津液：包括津和液，是人体一切正常水液的总称，包括脏腑、形体、官窍的内在液体及其正常的分泌物。

25. 津、液的异同

	质地	流动性	分布	作用
津	清稀	较大	体表皮肤、肌肉、孔窍、血脉	滋润
液	浓稠	较小	骨节、脏腑、脑、髓	濡养

26. 津液的生成：来源于饮食水谷，在脾胃运化及小肠、大肠等脏腑的共同参与下生成。

27. 津液的输布：主要依靠脾、肺、肾、肝和三焦等脏腑的协调配合完成。

28. 津液的生理功能：①滋润濡养；②充养血脉。

29. 人体神的概念：广义的神，是人体生命活动的主宰及其外在总体表现的统称；狭义的神，是指人的意识、思维、情志等精神活动。

30. 神产生的物质基础：精、气、血、津液。

31. 人体之神的功能：主宰生命活动；主宰精神活动；调节精气血津液；调节脏腑功能。

32. 五神的概念：神、魂、魄、意、志，是对感觉、意识、思维等精神活动的概括。

33. 五神分属五脏：肝藏魂；心藏神；脾藏意；肺藏魄；肾藏志。

34. 五志分属五脏：肝在志为怒，心在志为喜，脾在志为思，肺在志为忧，肾在志为恐。

35. 与人体之气的生成相关的脏腑：肾为生气之根，脾胃为生气之源，肺为生气之主。

36. 与血的生成相关的脏腑：脾胃、肝、肾、心、肺。

37. 与血液的运行相关的脏腑：心、肺、肝、脾。

38. 先天之神，称为“元神”。

39. 元神藏于脑，故脑为“元神之府”。

40. 气与血的关系：①气为血之帅，体现在气能生血、气能行血、气能摄血三个方面；②血为气之母，体现在血能养气、血能载气两个方面。

41. 精血同源的概念：精能化血，血能养精，精与血之间具有相互滋生和相互转化的关系，称为“精血同源”。

42. 津血同源的概念: 血和津液皆为液态物质，皆由水谷精微化生，同具有营养和滋润的功能，两者之间可以相互滋生和相互转化，称为“津血同源”。

◎ **难点** ◎

1. 中医学“气”的概念与古代哲学气一元论学说中“气”的区别。

2. 中医学“精”的多种含义：①狭义之精是指生殖之精；②广义之精包含人体的血、津液、髓以及水谷精微等一切液态精华物质。

3. 中医学中精与气的区别：①精是构成人体和维持人体生命活动的最基本物质，气是由精化生的活力很强的极细微物质；②精是脏腑功能活动的物质基础，气是推动和调控脏腑生理活动的动力；③精是生命的本原，气是生命的维系。

4. 夺汗者无血：当大量出汗而津液丧失后，脉内津液渗出脉外，以图补充津液不足，形成血液亏少的病理变化，此时不能再施以放血或破血疗法，称之为“夺汗者无血”。

5. 夺血者无汗：当大量失血时，血量减少，脉外津液渗入脉中，导致脉外津液亏少，汗液生成无源，此时不可再妄用发汗疗法，称之为“夺血者无汗”。

6. 人体脏腑之气的运动规律：心肺在上，其气宜降；肝肾在下，其气宜升；脾胃属土，居中央，脾气升而胃气降，斡旋四脏之气的升降运动。

7. 营气与卫气的联系与区别

		营气	卫气
联系		均来源于水谷精微，均由脾胃所化生	
区别	性质	精柔，富于营养	慓疾滑利，易于流行
	运行	行于脉中	行于脉外，营卫相偕而行
	生理功能	化生血液和营养全身	防御、温养、调节腠理

精选习题

扫码获取同步习题

（一）单项选择题

1. 人体中活力很强的运行不息的极细微物质是（　　）

A. 精　　B. 气　　C. 血

D. 津　　E. 液

【正确答案】B

【答题分析】产生错误的原因在于对精、气、血、津液概念模糊不清。精、气、血、津液概念的共同特点：均是构成和维持人体生命活动的基本物质，但各自的特性有所不同。气是人体中活力很强的运行不息的极细微物质，关键词是运行不息，故气主动；精概念的关键词是生命本原；血概念的关键词行于脉内和红色；津液概念的关键词是一切正常水液。精、血、津液均属阴，主静，其运行全身必须依赖于气的推动。故正确答案为B。

2. 一身之气的生成与哪组脏腑的关系最为密切（　　）

A. 心肝脾　　B. 心肺肾　　C. 脾肺肾

D. 肝脾肾　　E. 心脾肾

【正确答案】C

【答题分析】一身之气的生成与肺脾肾关系最密切。肺为气之主，脾为生气之源，肾为生气之根。故正确答案为 C。

3. 维持人体相对恒定的体温，属于气的哪项功能（　　）

A. 推动　　B. 温煦　　C. 凉润

D. 防御　　E. 中介

【正确答案】B

【答题分析】产生错误的原因在于对气的功能没有理解。以上 5 个备选答案都是气的功能，但题干是“维持人体相对恒定的体温”，当然是气的温煦功能的体现。故正确答案为 B。

4. 人体中最根本、最重要的气是（　　）

A. 元气　　B. 宗气　　C. 营气

D. 卫气　　E. 脏腑之气

【正确答案】A

【答题分析】产生错误的原因在于对人体之气的分类及其概念混淆不清。人体之气按生成来源可分为先天之气（元气）和后天之气（宗气）；按分布部位可分为行于脉内的营气和行于脉外的卫气，分布于脏腑的为脏腑之气。元气、宗气、营气、卫气、脏腑之气对人体而言都很重要，但相比较而言，元气是由先天之精化生，是人体生命活动的原动力，人体的生长发育、生殖，脏腑、经络、形体、官窍的生理活动等一切生命活动都是在元气的推动和激发下实现的，因此是人体中最根本、最重要的气。故正确答案为 A。

5. 对血运和呼吸运动均有推动作用的是（　　）

A. 心气　　B. 宗气　　C. 脾气

D. 卫气　　E. 营气

【正确答案】B

【答题分析】产生错误的原因在于对宗气的生理功能掌握不牢。心气的主要功能是推动血行；脾气的主要功能是促进食物的运化与统摄血；卫气的主要功能是温煦、保卫、调控腠理；营气的主要功能是营养和化生血。宗气聚于胸中，其主要功能有三个：①上走息道助呼吸；②下注丹田资元气；③横贯心脉促血运。故正确答案为 B。

6. 称为“水谷之悍气”的是（　　）

A. 谷气　　B. 清气　　C. 宗气

D. 营气　　E. 卫气

【正确答案】E

【答题分析】产生错误的原因在于对题干“悍气”理解不清。“悍气”是指水谷精微中具有慓悍、滑利特点的卫气，不能入于脉内；与之相对而言的是水谷之“精气”——营气，其特点是精专清纯，故能入于脉，循脉上下，贯五脏络六腑。谷气是泛指水谷之气。清气一般指清纯的有营养的气，如自然界清气、脾气的升举清气。故正确答案为E。

7. 布散于体表，渗入血脉之内，起滋润作用的是（　　）

A. 气　　B. 水　　C. 精

D. 津　　E. 液

【正确答案】D

【答题分析】产生错误的原因在于对“津”和“液”概念的混淆。“津”和“液”都是机体一切正常水液的总称，但其质地、分布、功能各有不同。“津”质地清稀，流动性较大，主要分布在体表皮肤、肌肉、孔窍，渗入血脉之内，起滋润作用；相对而言，“液”质地浓稠，流动性较小，主要分布在骨节、脏腑、脑髓等，起濡养作用。中医学中“水”的概念一般是指病理之水；精在体内虽然呈液态分布，是人体的精华物质，主要分布在脏腑中。故正确答案为D。

8.“吐下之余，定无完气”说明的是哪一项病理变化（　　）

A. 气血两虚　　B. 气随血脱　　C. 气不化水

D. 气不摄血　　E. 气随津脱

【正确答案】E

【答题分析】产生错误的原因在于对“吐下之余，定无完气”不理解。这句话出自清代尤在泾之《金匮要略心典》，表达了津液和气之间的密切关系。在正常生理情况下，津液是气的载体之一，但在剧烈呕吐、泄泻之后，机体在丢失大量津液的同时，人体之气也会随之耗损，称为气随津脱。故正确答案为E。

9.“夺汗者无血，夺血者无汗”说明哪两者之间的密切关系（　　）

A. 气与津液　　B. 气与血　　C. 血液与精

D. 血液与津液　　E. 以上都不是

【正确答案】D

【答题分析】产生错误的原因在于对“夺汗者无血，夺血者无汗”不理解。中医学中“夺”“脱”“亡”等字，均是描述大量丢失的内涵；“无”通勿。也就是说，当患者出现大量出汗的情况时，应慎用放血、破血的方法治疗，或当患者出现大量出血的情况时，应慎用发汗的治疗方法。其原因在于汗是津液所化，而津液与血都是由饮食水谷精微所化生，二者之间可以互相滋生、互相转化，津液与血的这种关系被称为“津血同源”。故正确答案为D。

10.“亡血家不可发汗”的告诫，是哪一项理论的实际应用（　　）

A. 精血同源　　B. 气血互用　　C. 肝肾同源

D. 津血同源　　E. 精气相关

【正确答案】D

【答题分析】产生错误的原因在于对血汗关系不理解。“亡血家不可发汗”是指大失血的患者应慎用用发汗的治疗方法。津液与血之间互相滋生、互相转化，被称为“津血同源”；而汗是津液所化，由此又衍生了血汗同源的理论。故正确答案为D。

（二）多项选择题

1. 人体之精的功能有（　　）

A. 抗邪　B. 化血　C. 化气

D. 化神　E. 统摄

【正确答案】ABCD

【答题分析】人体之精的功能可简化成13个字记忆：繁衍、发育、濡养、化生气血神、抗邪。统摄是人体之气的功能，故正确答案为ABCD。

2. 人体之气的生成充足与哪些脏腑的生理功能密切相关（　　）

A. 心　B. 脾　C. 肺

D. 肾　E. 胃

【正确答案】BCDE

【答题分析】一身之气的生成与肺、脾胃、肾关系密切。肺为生气之主，主宗气的生成；脾胃为生气之源，脾主运化，胃主受纳，化生的水谷精微可化为气；肾为生气之根，肾藏先天之精，先天之精所化生的先天之气，是人体之气的根本。故正确答案为BCDE。

3. 气机失调的表现有（　　）

A. 气滞　B. 气逆　C. 气陷

D. 气闭　E. 气脱

【正确答案】ABCDE

【答题分析】“气机失调”是指气的运动出现异常变化，升降出入之间失去协调平衡，表现形式包括：①气机不畅：气的运行受阻不畅通；②气滞：受阻较甚，局部阻滞不通；③气逆：气的上升太过或下降不及；④气陷：气的上升不及或下降太过；⑤气脱：气的外出太过不能内守；⑥气闭：气不能外达而郁结闭塞于内。故正确答案为ABCDE。

4. 与宗气生理功能相关的方面有（　　）

A. 呼吸　B. 语言　C. 发声

D. 心律　E. 生殖

【正确答案】ABCD

【答题分析】宗气是由自然界之清气与水谷之精气相结合，聚于胸中的气。通过上出息道，贯心脉及沿三焦下行布散全身。其功能之一是上走息道，推动肺的呼吸，故语言、呼吸、发声皆与宗气有关。宗气充盛，则呼吸徐缓而均匀、语言清晰、声音洪亮。若宗气不足，呼吸短促微弱、语声低微。其功能之二是贯注心脉，促进心气推动血的运行。故血液运行、心的搏动、节律与宗气有关。宗气充足，脉搏徐缓、节律一致而有力；宗气不足，则脉来急躁、节律不规则，或微弱无力。因此，语言、呼吸、发声、心律与宗气的功能相关。而生殖功能与元气的盛衰相关，故正确答案为 ABCD。

5. 卫气的生理功能有（　　）

A. 防御　　B. 营养　　C. 温养

D. 调节腠理　　E. 化生血液

【正确答案】ACD

【答题分析】产生错误的原因在于营养与温养功能的混淆。卫气是行于脉外而具有保卫作用的气，其生理功能主要有 3 个方面：①卫护肌表，防御外邪的入侵；②温养脏腑肢体，维持人体体温的相对恒定；③调节腠理的开阖，促使汗液有节制的排泄。一定要注意的是选项 C 温养和选项 B 营养的区别。营养和化生血液是营气的生理功能，注意仔细审题，有所区别。故正确答案为 ACD。

6. 影响血液运行的因素有（　　）

A. 邪气的入侵　　B. 脉道的畅通　　C. 气的推动

D. 气的温煦　　E. 气的固摄

【正确答案】ABCDE

【答题分析】血的正常运行受多种因素的影响，其中与气的影响关系最密切。气为血之帅，血的运行需要气的推动作用和温煦作用。若气的推动和温煦作用减弱，则可见血运迟缓，四肢发凉；血运行于脉道之中，而不逸出脉外，还需要气的固摄作用。因此，气的推动与固摄作用之间，温煦与凉润作用之间的协调平衡是保证血正常运行的主要因素。血行脉中，与脉道的完好无损和畅通状态有密切的关系。此外，血液的质量，包括清浊、黏稠状态，也可影响血的运行，若血黏稠，可致血行不畅而瘀滞。病邪可影响血的运行，如阳邪侵入，血液妄行，血逸脉外而出血；阴邪侵袭，血行缓慢，可出现瘀血。综上，影响血液运行的因素可以简单记忆成“气、血、脉、邪”四因素。故正确答案为 ABCDE。

7. 与津液的输布密切相关的脏腑是（　　）

A. 肝　　B. 心　　C. 脾

D. 肺　　E. 肾

【正确答案】ACDE

【答题分析】产生错误的原因在于没有认真审题。津液的输布与肝、脾、肺、肾、三焦等脏腑的生理功能密切相关。肝主疏泄，调畅气机，气行则水行，促进了津液输布的畅通；脾气运化水液，一则脾气将津液上输于肺，通过肺的宣发肃降，再将津液布散全身；二则脾气也可直接将津液向四周布散到全身各脏腑；肺主宣发肃降，通调水道，为水之上源；肾为水之下源，肾气对津液输布代谢具有推动和调控作用；三焦为水液运行之道路。因此，津液在体内的输布主要与肾气的蒸腾气化、脾气的运化、肺气的宣发肃降、肝气的疏泄、三焦的通利密切相关。其中，尤以肺、脾、肾三脏的功能最重要。若题干改为“与津液的输布最密切相关的脏腑是”，答案就应是肺脾肾。所以，在考试中，一定要认真审题，虽是一字之差，但考核的知识点却是不同的。故本题的正确答案为 ACDE。

8.“气为血之帅”包括的内容有（　　）

A. 气能生血　　B. 气能养血　　C. 气能行血

D. 气能载血　　E. 气能摄血

【正确答案】ACE

【答题分析】产生错误的原因在于对生血和养血的混淆。气为血之帅的内容包括生血、行血、摄血 3 个方面。气能生血是指气（营气）是血化生的物质基础，同时也是血生成的动力。因此，气的充盛则血的化生充足，气虚则化生血的功能就减弱。所以临床上治疗血虚，常以补气药配合补血药使用，就是气能生血理论的应用。故正确答案为 ACE。

9. 气的固摄作用减弱，可以出现（　　）

A. 小便失禁　　B. 呕吐清水　　C. 容易感冒

D. 四肢不温　　E. 滑精

【正确答案】ABE

【答题分析】产生错误的原因在于对气固摄作用的理解与应用。气的固摄作用是指气对体内血、津液、精等液态物质的固护、统摄作用，防止这些物质的无故流失。气的固摄作用减弱，常见的表现有：气不摄血的各种出血；气不摄津，可致自汗、多尿、小便失禁、流涎、呕吐清水、泄泻、滑脱等；气不固精，可致遗精、滑精、早泄等。容易感冒是由于气的防御作用减弱所致；四肢不温是由于气的温煦作用减弱所致。故正确答案为 ABE。

10. 人体之精的生成来源有（　　）

A. 先天之精　　B. 肾精　　C. 脏腑之精

D. 后天之精　　E. 生殖之精

【正确答案】AD

【答题分析】产生错误的原因在于对精的概念及分类模糊不清。中医学中精有多种内涵，生殖之精属于狭义之精的范畴；广义之精包含了人体内一切精华物质，如血、津液、髓、水谷之精、脏腑之精、肾精等。而从精的生成来源而言，只有先天之精和后天之精两个方面。故正确答案为 AD。

（三）名词解释

1. 气机

【正确答案】气的运动称作气机，以升、降、出、入为基本形式。

【易错答案】气的运动机制称作气机。

【答题分析】常见错误是答题不完整。注意应写上人体之气的升、降、出、入四种基本运动形式。

2. 气化

【正确答案】气的运动而产生的各种变化称为气化，在人体内主要是指精气血津液等生命物质的生成及其相互转化过程。

【易错答案】气的运动而产生的各种变化。

【答题分析】常见错误是答题不完整。注意把“精气血津液等生命物质的生成及其相互转化过程”写上。

（四）问答题

简述精、气、神之间的关系。

【正确答案】精、气、神为人体三宝，可分不可离。精是生命产生的本原，气是生命维系的动力，神是生命活动的体现与主宰。精、气、神之间存在着相互依存、相互为用的关系。（1）精气相关：精可化气，气能生精、摄精，精与气之间相互化生；（2）精神互用：精能生神、养神，神能御精。（3）神气互生：气能养神，神为气主。

【易错答案】精、气、神之间存在着相互依存、相互为用的关系。

【答题分析】常见的错误是回答不完整。注意要分别说明精与气、精与神、神与气之间的关系。

第五章　经　络

◎ **重点** ◎

1. 经络的基本概念：是经脉和络脉的总称，为人体运行气血、联络脏腑、沟通内外、贯穿上下的径路。

2. 经络系统由经脉、络脉组成。

3. 经脉又分十二经脉、奇经八脉和十二经脉的附属部分（包括十二经别、十二经筋和十二皮部）；络脉由十五别络、孙络和浮络组成。

4. 十二经脉的走向规律："手之三阴，从脏走手；手之三阳，从手走头；足之三阳，从头走足；足之三阴，从足走腹（胸）"。

5. 十二经脉的交接规律：①相为表里的阴经与阳经在四肢末端交接；②同名手足阳经在头面部交接；③手足阴经在胸部交接。

6. 十二经脉在四肢部的分布规律：阴经行于四肢的内侧面；阳经行于四肢的外侧面。手经行于上肢，足经行于下肢。上肢内侧为太阴在前，厥阴在中，少阴在后；上肢外侧为阳明在前，少阳在中，太阳在后。下肢内侧，内踝上八寸以下，厥阴在前，太阴在中，少阴在后；内踝上八寸以上则太阴在前，厥阴在中，少阴在后；下肢外侧阳明在前，少阳在中，太阳在后。

7. 十二经脉在头面部的分布规律：阳明在前，少阳在侧，太阳在后。阳明经行于面部、额部；少阳经行于头两侧部；太阳经主要行于面颊、头顶、头后部；足厥阴与督脉会于头顶部。

8. 十二经脉在躯干部的分布规律：手三阴经行于前胸及腋下；手三阳经行于肩和肩胛部；足三阴经自下而上均行于胸腹面；足三阳经自上而下走行，阳明经在前（胸腹面），少阳经在中（体侧），太阳经在后（背腰面）。

9. 奇经八脉的基本概念：是督脉、任脉、冲脉、带脉、阴跷脉、阳跷脉、阴维脉、阳维脉的总称。

10. 十二经脉的表里关系

表	手阳明大肠经	手少阳三焦经	手太阳小肠经	足阳明胃经	足少阳胆经	足太阳膀胱经
里	手太阴肺经	手厥阴心包经	手少阴心经	足太阴脾经	足厥阴肝经	足少阴肾经

11. 手太阴肺经的起点是中焦。

12. 手阳明大肠经在循行中入下齿中。

13. 足阳明胃经在循行中入上齿中。

14. 足太阴脾经属脾、络胃、注入心中。

15. 足少阴肾经在循行中联系到的脏腑是肾、膀胱、心、肝、肺。

16. 足厥阴肝经沿大腿内侧中线进入阴毛中，绕阴器，至小腹，布胁肋。

17. 足厥阴肝经在循行中联系到的脏腑是肝、胆、胃、肺。

18. 督脉、任脉、冲脉均起于胞中，为一源三歧。

19. 督脉的主要生理功能：①调节阳经气血，为“阳脉之海”；②络肾通髓达脑。

20. 任脉的主要生理功能：①调节阴经气血，为“阴脉之海”；②任主胞胎。

21. 冲脉的主要生理功能：①调节十二经气血，有“十二经脉之海”和“五脏六腑之海”之称；②调节月经及孕育，为“血海”。

22. 带脉的主要生理功能：①约束纵行诸经；②主司妇女带下。

23. 跷脉的主要生理功能：①主司下肢运动；②司眼睑开合。

24. 维脉的主要生理功能：维系全身经脉。

25. 经别的概念：是从十二经别行分出，深入躯体深部，循行于胸腹及头部的支脉。

26. 经别的循行分布特点：“离、合、出、入”。

27. 别络的概念：络脉的主体，对全身无数细小的络脉起着主导作用。别络有十五条，即十二经脉各有一条，加之任脉、督脉的别络和脾之大络。

28. 经筋的概念：是十二经脉之气结聚散络于筋肉骨节的体系，是附属于十二经的筋膜系统。其循行特点用“结、聚、散、络”概括。

29. 皮部的概念：是十二经脉功能活动反映在体表的部位。

30. 经络的生理功能：①沟通联系作用；②运行气血作用；③感应传导作用；④调节功能平衡。

31. 头痛的分经诊断：痛在前额者，多与阳明经有关；痛在两侧者，多与少阳经有关；痛在后头及项部，多为太阳经病变；痛在颠顶，主要与厥阴经有关。

32. 牙痛的分经诊断：上牙痛，病在足阳明胃经；下牙痛，病在手阳明大肠经。

◎ 难点 ◎

1. 十二经脉在胸腹面自中线由内向外依次为：足少阴经、足阳明经、足太阴经、足厥阴经。

2. 十二经脉的流注次序是：从手太阴肺开始，依次流注各经，最后传至足厥阴肝经，复再回到手太阴肺经，从而首尾相贯，如环无端。其规律为从表里经到同名阳经再到表里经。

3. 奇经八脉与十二经脉的不同点为：①分布不如十二经脉那样有规律；②与五脏六腑没有直接的属络联系；③相互之间也没有表里关系。

精选习题

扫码获取
同步习题

（一）单项选择题

1. 经络系统中，与脏腑有直接络属关系的是（　　）

A. 奇经八脉　　B. 十二经别　　C. 别络

D. 十二正经　　E. 十二经筋

【正确答案】D

【答题分析】此题考核的是对十二经脉特点的掌握，尤其是与奇经八脉、十二经别、别络、十二经筋的比较。经络系统中，只有十二正经与脏腑有直接的络属关系；奇经八脉只在其经脉循行过程中与脑、髓、女子胞等奇恒之腑以及肾等有较密切的关系，但不是直接的络属关系；别络、十二经别、十二经筋是十二经脉的分支，与脏腑均没有直接络属关系。故正确答案为 D。

2. 行于上肢内侧后缘的经脉是（　　）

A. 心经　　B. 肺经　　C. 心包经

D. 脾经　　E. 肝经

【正确答案】A

【答题分析】此题考核的是十二经脉在四肢的分布规律。为方便记忆，把十二经脉在四肢的分布规律概括为 4 点：上为手，下为足；内为阴，外为阳；脏为阴，腑为阳；内侧前中后，太阴厥少阴，外侧前中后，阳明少太阳。答题的思路是：①根据"上为手，下为足"的分布规律，可知循行于上肢的是手经；②根据"内为阴，外为阳"的分布规律，可此分析出上肢内侧的是阴经；③根据"内侧前中后，太阴厥少阴"的分布规律，可知在上肢内侧后缘的是手少阴经；④根据脏腑与经脉的络属规律"脏为阴，腑为阳"，可知手少阴的经脉是心经。故正确答案为 A。

3. 足、手阴经交接于（　　）

A. 头　　B. 胸　　C. 腹

D. 手　　E. 足

【正确答案】B

【答题分析】此题考核的是十二经脉的交接规律，尤其要注意选项 C 的干扰。足、手阴经共有 3 对，足太阴脾经与手少阴心经交接于心中；足少阴肾经与手厥阴心包经交接于胸中；足厥阴肝经与手太阴肺经交接于肺中。因此，3 对阴经的交接部位均在胸部内脏，故正确答案为 B。

4. 在头面部，手太阳经主要行于（　　）

A. 颠顶　　B. 头后　　C. 侧头部

D. 面颊部　　E. 额部

【正确答案】D

【答题分析】此题考核的是经脉在头面部的分布规律。十二经脉在头面部分布的一般规律是：阳明在前（面），少阳在侧，太阳在后。足太阳经行于头顶和头后部，但手太阳经主要行于面颊部。故正确答案为 D。

5. 十二经脉中，行于躯干胸腹面的阳经是（　　）

A. 手太阳经　　B. 足少阳经　　C. 足太阳经

D. 手阳明经　　E. 足阳明经

【正确答案】E

【答题分析】十二经脉中，行于胸腹面的共有4条经脉，有足三条阴经和足阳明经。足少阳经行于人体侧面，足太阳经行于人体后面（背部），手太阳经、手阳明经和手少阳经行于肩部和肩胛部。故正确答案为E。

6. 按十二经脉流注次序，小肠经下接（　　）

A. 膀胱经　　B. 大肠经　　C. 心经

D. 肾经　　E. 三焦经

【正确答案】A

【答题分析】此题答题的思路和技巧是：一要熟记十二经脉流注次序的规律，二是提醒做此类题时需在草稿纸上画一下其上下相邻的两经则更清楚。十二经脉流注次序的规律是：①从肺经开始，至肝经结束；②从肺→表里经→同名经→再到表里经；③经过三中，心中、胸中、肺中。因此，手太阳小肠经下接同名经，即足太阳膀胱经。故正确答案为A。

7. 绕阴器，至小腹的经脉是（　　）

A. 足少阴经　　B. 足太阳经　　C. 足太阴经

D. 足厥阴经　　E. 足少阳经

【正确答案】D

【答题分析】此题考核的是十二经脉的具体循行路线，虽不要求全部背过，但应掌握每条经脉其主要的循行要点，包括十二经脉的起点、止点，其在循行过程中经过的主要部位及络属和联系的脏腑。足厥阴肝经起于足大趾爪甲后丛毛之际，在内踝上八寸处交出足太阴脾经后，循大腿内侧中线上行入阴毛中，绕阴器，至小腹，布胁肋部，上连目系，直达颠顶。故正确答案为D。

8. 十二正经中，既分布于目内眦，又分布于目外眦的经脉是（　　）

A. 手少阳三焦经　　B. 手太阳小肠经　　C. 足少阳胆经

D. 手阳明大肠经　　E. 足太阳膀胱经

【正确答案】B

【答题分析】手太阳小肠经既分布于目内眦，又分布于目外眦，是通达目内眦与目外眦的唯一一条经脉；而足太阳膀胱经只起于目内眦。故正确答案为B。

9. 十二正经中，联系脏腑最多的经脉是（　　）

A. 足厥阴肝经　　B. 足少阴肾经　　C. 足太阴脾经

D. 足阳明胃经　　E. 足太阳膀胱经

【正确答案】B

【答题分析】足少阴肾经在经脉循行过程中联系了5个脏腑，分别是：属肾、络膀胱、贯肝、入肺、络心；足厥阴肝经在经脉循行过程中联系了4个脏腑，分别是：属肝、络胆、夹胃、注肺中；足太阴脾经在经脉循行过程中联系了3个脏腑，分别是：属脾、络胃、注入心中；足阳明胃经在经脉循行过程中联系了2个脏腑，分别是：属胃、络脾；足太阳膀胱经在经脉循行过程中联系了 2 个脏腑，分别是：属膀胱、络肾。故正确答案为 B。

10. 按分经诊断，下牙痛多在（　　）

A. 足阳明胃经　　B. 手阳明大肠经　　C. 手太阳小肠经

D. 足少阳胆经　　E. 手少阳三焦经

【正确答案】B

【答题分析】此题最容易混淆的是选项 A。手阳明大肠经的经脉入下齿中，而足阳明胃经的经脉入上齿中。故正确答案为 B。

11. 手太阴肺经的起点在（　　）

A. 肺中　　B. 中焦　　C. 胃中

D. 膻中　　E. 手拇指桡侧端

【正确答案】B

【答题分析】手太阴肺经的起点是考试中经常涉及的考点，一定要记清楚肺经的起点在中焦，不是肺中。故正确答案为 B。

12. 具有加强十二经脉表里两经在体内联系作用的是（　　）

A. 别络　　B. 经别　　C. 皮部

D. 奇经八脉　　E. 经筋

【正确答案】B

【答题分析】别络和经别都有加强表里两经联系的作用，但要注意经别与别络的区别，不要混淆。其区别主要有 4 点：①别络从四肢肘膝关节以下分出，大多分布于体表；而经别多从四肢肘膝关节以上分出，循行多深入体腔内部，尔后浅出体表。②别络主要加强表里两经在体表的联系体；而经别则能密切表里经在体内的联系。③别络和经别联系表里经的方式也不同，经别是借阴经经别会合于阳经经别，以阴经归并于阳经的方式进行联系，突出了阳经的统率作用；别络则是阴经与阳经相互交通而联络的。④经别没有所属穴位，也没有所主病症；别络有络穴，并有所主病症，在针刺选穴上有特殊意义。故正确答案为 B。

13. 按循经诊断，在胸前“虚里”处疼痛，痛连左手臂及小指，应考虑（　　）

A. 心脏疾病　　B. 肺脏疾病　　C. 肝胆疾病

D. 脾胃疾病　　E. 肾脏疾病

【正确答案】A

【答题分析】“虚里”所指有二：一是胃之大络名，出于《素问·平人气象论》“胃之大络，名曰虚里”；二是推拿穴位名，出于《厘正按摩要术》“虚里，在左乳下三寸”。本题的题干胸前“虚里”处，显然是指虚里穴；痛连左手臂及小指是手少阴心经所过之处，故应考虑真心痛等心脏疾病，而不是脾胃病变。故正确答案为 A。

14. 奇经八脉中，与足少阴经相并，夹脐上行的经脉是（　　）

A. 任脉　　B. 督脉　　C. 冲脉

D. 阴维脉　　E. 阴跷脉

【正确答案】C

【答题分析】冲脉起于胞中，下出会阴，从气街部起与足少阴经相并，夹脐上行；任脉起于胞中，下出会阴，经阴阜，沿腹部和胸部正中线上行，与冲脉相并。并注意两经循行路线的联系与区别，不要混淆。故正确答案为C。

15. 循行于“乳中线”的经脉是（　　）

A. 肝经　　B. 胃经　　C. 胆经

D. 脾经　　E. 肾经

【正确答案】B

【答题分析】足阳明胃经的直行分支从缺盆出体表，沿乳中线下行；而足厥阴肝经主要是分布于胁肋部，不行于乳中线。故正确答案为B。

16. 循行于足跟部的经脉有（　　）

A. 足太阴经　　B. 足厥阴经　　C. 冲脉

D. 足少阴经　　E. 足少阳经

【正确答案】D

【答题分析】这5条经脉虽然在循行过程中均经过了足部，但只有足少阴肾经的经脉进入足跟部。足太阴脾经的经脉沿足内侧赤白肉际上行过内踝的前缘；足厥阴肝经的经脉从足大趾爪甲后丛毛处向上沿足背至内踝；足少阳胆经的经脉在循行过程中出外踝之前，沿足背下行，出于足第四趾外侧端；冲脉的经脉分支沿胫骨内缘，下行到足底。故正确答案为D。

17. 主司妇女带下的经脉是（　　）

A. 冲脉　　B. 任脉　　C. 带脉

D. 督脉　　E. 以上均非

【正确答案】C

【答题分析】督脉、冲脉、任脉、带脉均与女性的生理有密切的关系，但唯有带脉主司妇女带下；督脉、冲脉和任脉虽均起于胞中，与生殖功能有密切的联系，但不主司带下。故正确答案为C。

18. 称为“十二经脉之海”的经脉是（　　）

A. 督脉　　B. 任脉　　C. 冲脉

D. 胃经　　E. 肾经

【正确答案】C

【答题分析】冲脉在体内可以调节十二经脉及五脏六腑之气血，具有重要的作用，故有“十二经脉之海”“五脏六腑之海”和“血海”之称；而足阳明胃经是一条多气多血之经，但不能调节十二经脉的气血；督脉可调节阳经气血，为“阳脉之海”；任脉可调节阴经气血，为“阴脉之海”。故正确答案为C。

19. 带脉的起点在（　　）

A. 胁肋处　　B. 少腹处　　C. 小腹处

D. 季胁处　　E. 以上均非

【正确答案】D

【答题分析】带脉的起点是季胁，环行于腰腹部。季胁与胁肋虽一字之差，但其所指不同，应注意区别。季胁是穴位名，即章门穴别称，属足厥阴肝经，位于腹侧、腋中线第十一肋骨端稍下处。胁肋是泛指侧胸部，是腋下至十二肋骨下缘部位的统称。故正确答案为D。

20. 循行经过寸口的经脉是（　　）

A. 手少阴经　　B. 手太阳经　　C. 手厥阴经

D. 手阳明经　　E. 手太阴经

【正确答案】E

【答题分析】寸口，又称“气口”或“脉口”，是指两手桡骨头内侧桡动脉的诊脉部位，是手太阴肺经所过之处。故正确答案为E。

21. 阴跷脉与阳跷脉会于（　　）

A. 头顶　　B. 项后　　C. 目内眦

D. 目外眦　　E. 以上都不是

【正确答案】C

【答题分析】阳跷主一身左右之阳，阴跷主一身左右之阴，阴跷脉与阳跷脉交会于目内眦，所以阴阳跷脉有司眼睑开合的作用，跷脉有病则目不合。故正确答案为C。

22. 足三阳经的走向规律是（　　）

A. 从手走头　　B. 从足走头　　C. 从头走足

D. 从脏走手　　E. 从内走外

【正确答案】C

【答题分析】此题考核的重点是对十二经脉走向规律的掌握，应记熟记准，这个知识点是最常涉及的考点之一。十二经脉的走向规律是“手之三阴，从脏走手；手之三阳，从手走头；足之三阳，从头走足；足之三阴，从足走腹（胸）”。故正确答案为C。

23. 在内踝尖上八寸以下，循行于内侧前缘的经脉是（　　）

A. 脾经　　B. 肝经　　C. 肾经

D. 胃经　　E. 心包经

【正确答案】B

【答题分析】此题出题的陷阱是“内踝尖上八寸以下”的经脉分布情况，一定要注意，看清楚题干是八寸以上还是八寸以下。十二经脉在四肢分布的一般规律是：阴经行于内侧面，阳经行于外侧面。内侧是太阴在前，厥阴在中，少阴在后；但是在下肢内侧，内踝尖上八寸以下是厥阴在前，太阴在中；内踝尖上八寸以上则太阴在前，厥阴在中。特殊的问题需要特殊去记忆，不要混淆。故正确答案为B。

24. 患者产后子宫脱垂，腰脊绕腹而痛，带下增多，属于下列哪经的病变（ ）

A. 冲脉　　B. 督脉　　C. 带脉

D. 任脉　　E. 以上均非

【正确答案】C

【答题分析】此题考核的重点是带脉的基本功能和主治病证。“带”，有束带之意，指带脉循行，绕身一周，“束带而前垂”的特点。带脉的主要生理功能有二：①约束纵行诸经；②主司妇女带下。因此，带脉亏虚，不能约束诸经，而致子宫脱垂、腰脊绕腹而痛、带下增多等症状。故正确答案为C。

25. 以下不具有表里经关系的是（ ）

A. 阳跷脉与阴跷脉

B. 手太阴肺经与手阳明大肠经

C. 足阳明胃经与足太阴脾经

D. 足厥阴肝经与足少阳胆经

E. 手少阳三焦经与手厥阴心包经

【正确答案】A

【答题分析】奇经八脉之所以称为“奇经”，就是因为其与十二正经有3点不同：①分布不如十二经脉那样有规律；②与五脏六腑没有直接的属络联系；③相互之间也没有表里关系。因此，尽管阳跷脉与阴跷脉在人体的分布虽然左右对称，他们之间也不是表里关系。故正确答案为A。

26. 经与络的区别主要在于（ ）

A. 经脉深而不见，络脉浮而常见

B. 经脉较粗大，络脉较细小

C. 经脉纵行，络脉纵横交错

D. 经为主干，络为分支

E. 以上都不是

【正确答案】D

【答题分析】对于经脉和络脉的区别，古今存在几种不同的认识。如在《灵枢·经脉》中有“经脉十二者，伏行分肉之间，深而不见……诸脉之浮而常见者，皆络脉也”之论；又如在《灵枢·脉度》中有“经脉为里，支而横者为络，络之别者为孙”之说。据此，后世医家多认为经脉与络脉的区别是：经脉多深而不见，行于分肉之间，络脉多浮而常见，行于体表较浅部位；经脉较粗大，络脉较细小；经脉以纵行为主，络脉则纵横交错，网络全身。但实际上，经脉虽然多“伏行于分肉之间”，也常显露于体表；络脉虽有“浮而常见”者，而更多的则是分布于脏腑组织之中，难以见到，如《灵枢·百病始生》所说的“阴络伤则血内溢”中的“阴络”即是。此外，经脉也有横行者，如带脉；络脉呈网络状，纵横交错，必然也有纵行者。因此，经脉与络脉的区别，当以“经为主干，络为分支”为准则。故正确答案为D。

27. 足少阳胆经与阳跷脉会于（　　）

A. 头顶　　B. 目内眦　　C. 项后

D. 目外眦　　E. 以上都不是

【正确答案】C

【答题分析】足少阳胆经起于目外眦；阳跷脉起于外踝下，沿外踝后上行，到达目内眦，与手足太阳经、阴跷脉会合，再上行进入发际，向下到达耳后，与足少阳胆经会合于项后。因此，目内眦、目外眦分别是两经经脉的循行所过之处，不是会和之处，不要混淆。故正确答案为C。

28. 创立“引经报使”理论的医家是（　　）

A. 李杲　　B. 朱震亨　　C. 刘完素

D. 寇宗奭　　E. 张元素

【正确答案】E

【答题分析】引经是指某些药物能引导其他药物选择性地治疗某经、某脏的病，其治疗用药的理论基础是经络学说。金元医家张元素创立了“引经报使”理论。北宋医家寇宗奭提出的是药物归经的理论，即根据不同的脏腑经络病证，对药物有特殊的要求和选择。故正确答案为E。

29. 具有约束骨骼，主司关节运动功能的是（　　）

A. 皮部　　B. 维脉　　C. 经筋

D. 别络　　E. 督脉

【正确答案】C

【答题分析】经筋，多附于骨和关节，具有约束骨骼、主司关节运动的功能，是十二经脉之气结、聚、散、络于筋肉、关节的体系。皮部，是十二经脉之气在体表皮肤一定部位的反映区；别络，也是从经脉分出的支脉，大多分布于体表；督脉，总督一身之阳经；维脉维系一身之经脉。故正确答案为C。

30. 有“司眼睑开合”功能的经脉是（　　）

A. 跷脉　　B. 维脉　　C. 冲脉

D. 任脉　　E. 督脉

【正确答案】A

【答题分析】阴跷脉与阳跷脉交会于目内眦，《灵枢·寒热病》中记载“阴跷、阳跷，阴阳相交……交于目锐眦，阳气盛则瞋目，阴气盛则瞑目”。所以跷脉有司眼睑开合的作用，跷脉有病则目不合。任脉的循行只行至目眶下。故正确答案为A。

31. 起于目外眦的经脉是（　　）

A. 三焦经　　B. 小肠经　　C. 胆经

D. 胃经　　E. 大肠经

【正确答案】C

【答题分析】此题考核的是经脉的起点，这是重要的知识点，也是考试经常涉及的考点之一。足少阳胆经起于目外眦；手少阳三焦经起于无名指尺侧端；手太阳小肠经起于小指尺侧端；足阳明胃经起于鼻翼旁；手阳明大肠经起于食指桡侧端。故正确答案为C。

32. 十二正经中，“络脑”的经脉是（　　）

A. 心经　　B. 肾经　　C. 肝经

D. 膀胱经　　E. 胆经

【正确答案】D

【答题分析】足太阳膀胱经的直行分支从头顶部分出，向后行至枕骨处，进入颅腔，络脑。肾虽然在生理上主骨生髓，但其经脉足少阴肾经自足走腹，至舌根两旁，并没有络脑。故正确答案为D。

33. 在人体内具有“溢奇邪”“通荣卫”作用的是（　　）

A. 浮络　　B. 皮部　　C. 经别

D. 别络　　E. 孙络

【正确答案】E

【答题分析】孙络，是最细小的络脉，属络脉的再分支，在人体内有“溢奇邪”“通荣卫”的作用。故正确答案为E。

34. 经络系统中，气血运行的主要通道是（　　）

A. 奇经八脉　　B. 十二经别　　C. 十二正经

D. 浮络　　E. 别络

【正确答案】C

【答题分析】十二正经是气血运行的主要通道；奇经八脉具有统率、联络和调节十二经脉中气血的作用；十二经别是从十二经脉别出的重要分支，具有补充十二正经的作用；络脉是经脉的小分支。故正确答案为C。

35. 首创“奇经八脉”一词的古典医籍是（　　）

A.《黄帝内经》　　B.《难经》　　C.《伤寒杂病论》

D.《阴阳十一脉灸经》　　E.《针灸甲乙经》

【正确答案】B

【答题分析】《难经》首创“奇经八脉”一词。经络系统的雏形是在《阴阳十一脉灸经》和《足臂十一脉灸经》;《黄帝内经》总结归纳了以前关于“脉”的初步知识，构筑了经络体系的整体框架，完善了经络理论，是中医学经络学说形成的标志;《针灸甲乙经》记载了349个穴位，将“穴”与“经”联系起来。故正确答案为B。

（二）多项选择题

1. 足厥阴肝经循行过程中，联系的脏腑有（　　）

A. 心　　B. 肺　　C. 胃

D. 胆　　E. 肝

【正确答案】BCDE

【答题分析】足厥阴肝经循行过程中联系的脏腑较多，应熟记。足厥阴肝经夹胃两旁，属肝，络胆，上注入肺。故正确答案为 BCDE。

2. 到达目内眦的经脉有（　　）

A. 阳跷脉　　B. 膀胱经　　C. 肝经

D. 阴跷脉　　E. 脾经

【正确答案】ABD

【答题分析】学习过程中应运用比较的方法，注意相关知识间的横向联系并归纳总结。到达目内眦的经脉有：阴跷脉、阳跷脉、手太阳小肠经、足太阳膀胱经。足厥阴肝经虽上行连接目系，但未到达目内眦。故正确答案为 ABD。

3. 环绕口唇的经脉有（　　）

A. 任脉　　B. 胃经　　C. 冲脉

D. 大肠经　　E. 肝经

【正确答案】ABCDE

【答题分析】环绕口唇的经脉共有 5 条：手阳明大肠经、足阳明胃经、足厥阴肝经及冲任二脉。任脉起于胞中，沿腹部和胸部正中线上行至下颌部，环绕口唇，沿面颊，分行至目眶下。冲脉起于胞中，夹脐上行，散布于胸中，经喉，环绕口唇，到目眶下。足阳明胃经起于鼻翼旁，夹鼻上行，左右交会于鼻根部，入上齿中，出而夹口两旁，环绕口唇，在颏唇沟承浆穴处左右相交。手阳明大肠经的分支从锁骨上窝上行，经颈部至面颊，入下齿中，回出夹口两旁，左右交叉于人中。足厥阴肝经的分支从目系分出，下行颊里，环绕口唇的里边。故正确答案为 ABCDE。

4. 循行于肩部及肩胛部的经脉有（　　）

A. 胃经　　B. 大肠经　　C. 三焦经

D. 小肠经　　E. 胆经

【正确答案】BCD

【答题分析】手三阳经行于肩部和肩胛部。足阳明胃经行于前（胸腹面），足少阳胆经行于人体侧面。故正确答案为 BCD。

5. 经过肺的经脉，除肺经外还有（　　）

A. 脾经　　B. 心经　　C. 肾经

D. 肝经　　E. 大肠经

【正确答案】BCDE

【答题分析】此题是考试中经常涉及的考点之一。经络加强了脏腑之间的联系，有多条经脉同入一脏的情况，如手太阴肺经属肺、手阳明大肠经络肺、足厥阴肝经注肺、足少阴肾经入肺、手少阴心经过肺等。故正确答案为 BCDE。

6. 进入耳中的经脉有（　　）

A. 手少阳　　B. 手太阳　　C. 足少阳

D. 足太阳　　E. 手阳明

【正确答案】ABCD

【答题分析】进入耳中的经脉有 4 条：手少阳三焦经和足少阳胆经均从耳后分出，入耳中，走耳前；手太阳小肠经进入耳中；足太阳膀胱经到耳上角处。故正确答案为 ABCD。

7. 下列属于肝经循行部位的是（　　）

A. 胁肋部　　B. 足中趾　　C. 阴器

D. 下肢内侧后缘　　E. 小腹

【正确答案】ACE

【答题分析】足厥阴肝经的循行路线是考试中经常涉及的考点。足厥阴肝经起于足大趾爪甲后丛毛处，在内踝尖上八寸处交出足太阴脾经之后，沿大腿内侧中线进入阴毛中，绕阴器，至小腹，向上穿过膈肌，分布于胁肋部，沿喉咙的后边，向上进入鼻咽部，上行连接目系，出于额，上行与督脉会于头顶部。故正确答案为 ACE。

8. 下列与牙齿有联系的经脉是（　　）

A. 肾经　　B. 大肠经　　C. 脾经

D. 胃经　　E. 肝经

【正确答案】BD

【答题分析】足阳明胃经入上齿中，手阳明大肠经入下齿中。肾藏象虽然在生理上主齿、骨、发，但其经脉并未经过牙齿。故正确答案为 BD。

9. 交会于督脉的经脉有（　　）

A. 足三阳经　　B. 手三阳经　　C. 阳跷脉

D. 阴跷脉　　E. 阳维脉

【正确答案】ABE

【答题分析】督脉与手足六阳经交会于大椎。阳维脉起于外踝下，沿下肢外侧自下而上，经躯干部后外侧，从腋后上肩，经颈部、耳后，前行到额部，分布于头侧及项后，与督脉会合。故正确答案为 ABE。

10. 头痛在颠顶者，病属（　　）

A. 足太阳经　　B. 足少阳经　　C. 足阳明经

D. 足太阴经　　E. 足厥阴经

【正确答案】AE

【答题分析】会于颠顶的经脉有3条，分别是督脉、足太阳膀胱经、足厥阴肝经。故头痛的病变主要考虑这3条经脉的异常。故正确答案为AE。

11. 到达足大趾的经脉有（　　）

A. 阴跷脉　　B. 脾经　　C. 肝经

D. 胆经　　E. 冲脉

【正确答案】BCE

【答题分析】足阳明胃经和足太阴脾经在足大趾内侧端相交接；足少阳胆经和足厥阴肝经在足大趾爪甲后丛毛处相交接；冲脉的分支从内踝后分出，向前斜入足背，进入大趾。故正确答案为BCE。

12. 经脉循行过程中，入缺盆的有（　　）

A. 胃经　　B. 大肠经　　C. 膀胱经

D. 胆经　　E. 小肠经

【正确答案】ABDE

【答题分析】除足太阳膀胱经外，所有的阳经都经缺盆，进入胸腹腔而络属脏腑。足阳明胃经入缺盆，从缺盆出体表，沿乳中线下行；手太阳小肠经和手阳明大肠经均在入大椎穴后，再前行入缺盆；足少阳胆经，左右交叉于大椎后，分开前行入缺盆。而足太阳膀胱经从头顶部分出，向后行至枕骨处，进入颅腔，络脑，回出后下行到项部，下行交会于大椎穴，再分左右沿肩胛内侧、脊柱两旁下行，到达腰部，进入脊柱两旁的肌肉，深入体腔，络肾，属膀胱。故正确答案为ABDE。

13. 与任脉交会的经脉有（　　）

A. 足三阴经　　B. 手三阴经　　C. 冲脉

D. 阴跷脉　　E. 阴维脉

【正确答案】ACE

【答题分析】足三阴经与阴维脉、冲脉均会于任脉。故正确答案为ACE。

14. 行于脊柱内的经脉有（　　）

A. 督脉　　B. 冲脉　　C. 足少阴肾经

D. 足太阳膀胱经　　E. 足少阳胆经

【正确答案】ABC

【答题分析】督脉起于胞中，下出会阴，沿脊柱内上行；冲脉一分支，从胞中分出，与督脉通，上行脊柱内；足少阴肾经，沿股内侧后缘入脊内。足太阳膀胱经行于脊柱两旁，不是脊柱内，应注意区别。故正确答案为ABC。

15. 任脉的主要功能是（　　）

A. 调节阴经气血，为阴脉之海　　B. 主一身左右之阳

C. 约束诸脉　　D. 主胞胎

E. 濡养眼目，司眼睑开合

【正确答案】AD

【答题分析】任脉的主要功能有二：①调节阴经气血，为阴脉之海；②主胞胎，与女子月经来潮及妊养、生殖功能有关。任脉虽分行至目眶下，但不具有濡养眼目、司眼睑开合的作用。故正确答案为 AD。

16. 十二经脉中，到达舌的经脉有（　　）

A. 心经　　B. 肝经　　C. 脾经

D. 肺经　　E. 肾经

【正确答案】CE

【答题分析】足少阴肾经沿喉咙，到舌根两旁；足太阴脾经连舌本，散舌下。故正确答案为 CE。

17. 足少阴肾经到达的部位有（　　）

A. 足跟　　B. 舌根　　C. 气街

D. 小腿内侧后缘　　E. 腰部

【正确答案】ABDE

【答题分析】足少阴肾经的经脉循行沿内踝后入足根部；行小腿内侧后缘；穿过脊柱至腰部，属肾络膀胱；从肾上行，穿过肝、膈，入肺沿喉到舌根两旁。气街是足阳明胃经所过之处。故正确答案为 ABDE。

18. 足阳明经到达的部位有（　　）

A. 足大趾　　B. 足二趾　　C. 足中趾

D. 足四趾　　E. 足小趾

【正确答案】ABC

【答题分析】足阳明胃经沿大腿前侧下行，过膝膑，向下沿胫骨前沿至足背，入第二趾外侧端；分支从足三里分出，下行入中趾外侧端；从足背分出，前行入大趾内侧端，交足太阴脾经。足小趾是足少阴肾经所过之处。故正确答案为 ABC。

19. 经络的生理功能有（　　）

A. 调节作用　　B. 沟通联系作用　　C. 运行气血作用

D. 感应作用　　E. 传导作用

【正确答案】ABCDE

【答题分析】经络具有沟通联系、感应传导及运输、调节等基本生理功能。尤其是感应传导，是指经络系统具有感应及传导针灸或其他刺激等各种信息的作用，是通过运行于经络之中的经气对信息的感受负载作用而实现的。故正确答案为 ABCDE。

20. 与经络学说形成有关的因素是（　　）

A. 古人长期医疗经验总结

B. 古人在导引行气时的自我体悟

C. 阴阳五行学说的影响

D. 经络针灸教材的编写

E. 古人对穴位主治功用的归纳

【正确答案】ABCE

【答题分析】经络学说是古人长期医疗经验的总结，是古人在对针灸、导引、推拿等所出现经络现象及病理情况下所出现的经络病症的观察过程中，以及对穴位主治作用的归纳中，积累丰富经验，并依据当时解剖知识，加之古代哲学阴阳五行的渗透影响，逐渐形成经络学说。故正确答案为ABCE。

（三）名词解释

1. 奇经八脉

【正确答案】奇经八脉是督脉、任脉、冲脉、带脉、阴维脉、阳维脉、阴跷脉、阳跷脉的总称。

【易错答案】异于正常经脉的经脉。

【答题分析】常见错误是回答不完整，最重要的是应把这八条经脉的名称写出来。

2. 别络

【正确答案】别络有十五条，即十二经脉各有一条，加之任脉、督脉的别络和脾之大络。

【易错答案】别行的络脉。

【答题分析】常见错误是回答不完整，应把别络的数量和具体名称写出来。

（四）问答题

简述十二经脉的命名原则。

【正确答案】（1）上为手，下为足：手经行于上肢，足经行于下肢。（2）内为阴，外为阳：阴经分布循行于四肢内侧，阳经分布循行于四肢外侧。（3）脏属阴，腑属阳：六阴经属脏，六阳经属腑。

【易错答案】十二经脉的名称。

【答题分析】常见的错误是没有认真审题。错把十二经脉的命名原则，答成了十二经脉的具体名称。此题可编成口诀简单易记：上下分手足，内外分阴阳，阴阳联脏腑。

第六章　体　质

◎ **重点** ◎

1. 体质的概念：是指在先天禀赋和后天获得的基础上形成的形态结构、生理功能和心理状态方面相对稳定的个体化特性。

2. 体质的构成要素是：形态结构、生理功能、心理状态。

3. 体型与体质的联系：肥人湿多，瘦人火多。

4. 人体体质强弱的前提条件是：先天因素，这也是体质形成的重要因素，决定着体质的相对稳定性和特异性。

5. 女性的体质特点：多禀阴柔之气，多用血。

6. 男性的体质特点：多禀阳刚之气，多用气。

7. 小儿的体质特点：脏腑娇嫩，形气未充，易虚易实，易寒易热。

8. 小儿为“纯阳之体”“稚阴稚阳之体”。

9. 老年人的体质特点：精气神渐衰，阴阳失调，脏腑功能减退，气血郁滞等。

10. 饮食与体质的关系：嗜食肥甘厚味，形成痰湿体质；嗜食辛辣，形成阴虚火旺体质；嗜酒过度，形成痰瘀体质。

11. 常用体质分类及其特征

	阴阳平和质	偏阳质	偏阴质
形体	身体强壮，胖瘦适度	形体适中或偏瘦	形体适中或偏胖，容易疲劳
面色	面色明润含蓄	面色多略偏红或微苍黑，或呈油性皮肤	面色偏白而欠华
消化	食量适中，二便通调	食量较大，大便易干燥，小便易黄赤	食量较小
喜恶		畏热喜冷，耐冬不耐夏	畏寒喜热，耐夏不耐冬
心理	性格开朗、随和，精力充沛	性格外向，喜动好强，易急躁	性格内向，喜静少动

◎ **难点** ◎

1. 体质的特点：①个体差异性；②形神一体性；③群类趋同性；④相对稳定性；⑤动态可变性；⑥连续可测性；⑦后天可调性。

2. 影响体质的后天因素：①年龄因素；②饮食因素；③劳逸所伤；④情志因素；⑤地理因素；

⑥疾病针药及其他因素。

3. 体质决定病机的从化。

4. 从化的一般规律：素体阴虚阳亢者，受邪后多从热化；素体阳虚阴盛者，受邪后多从寒化；素体津亏血耗者，易致邪从燥化；气虚湿盛者，受邪后多从湿化。

精选习题

扫码获取
同步习题

（一）单项选择题

1. 体质是指人体的（　　）

A. 身体素质　　B. 心理素质　　C. 身心特性

D. 遗传特质　　E. 形态结构

【正确答案】C

【答题分析】此题考核的是对体质概念的理解与掌握。体质是由先天性因素和后天性因素所决定的表现在形态结构、生理功能以及心理活动方面综合的相对稳定的特性。因此，对于体质概念的把握，我们要掌握几个关键词：综合、相对稳定、特性。体质不仅包括身体素质，也包括心理素质，是贯穿生命始终的一种综合的特性。故正确答案为C。

2. 健康人的理想体质类型应是（　　）

A. 肥胖质　　B. 偏阳质　　C. 偏阴质

D. 阴阳平和质　　E. 瘦小质

【正确答案】D

【答题分析】此题考核的是体质的分型。体质的类型有很多不同的分类方法，在学习中尤其要把握最基本的阴阳分型法以及各自的体质特征，这是考试中经常涉及的考点。阴阳平和质是健康人的理想体质类型。阴阳平和质是指机体的脏腑、精气、阴阳等生理功能处于相对平衡的状态，表现为机体各部分的功能较为协调稳定；而偏阴质的体质类型则表现为功能抑制、喜热畏寒、多静少动等特点的阳虚或阴盛的状态；偏阳质的体质类型多表现为功能亢奋、畏热喜冷、多动少静等特点的阳盛或阴虚的状态。体型的肥瘦也代表着不同的体质类型，肥人多痰湿，易患中风、眩晕等病证；瘦人多火，则易生痨嗽等。故正确答案为D。

3. 嗜食肥甘厚味，易形成（　　）

A. 火旺体质　　B. 痰湿体质　　C. 气虚体质

D. 肝郁体质　　E. 血瘀体质

【正确答案】B

【答题分析】此题考核的是饮食因素与体质类型的关系。肥甘厚味或膏粱厚味，是指非常油腻、甜腻的精细食物或者味道浓厚的食物。长期嗜食这类食物，往往助湿生痰，形成痰湿体质；长期过度劳作的人，则容易损伤筋骨，耗伤气血，形成气虚体质；长期的情志抑郁，郁闷寡欢，则容易形成肝郁体质；老年人、肥胖之人多痰湿气滞，继而造成血行瘀缓，可形成血瘀体质；长期嗜食辛辣刺激性食物，或长期过强的情志刺激，容易形成火旺体质。故正确答案为B。

4. 先天禀赋决定着体质的相对（　　）

A. 可变性　　B. 连续性　　C. 复杂性

D. 普遍性　　E. 稳定性

【正确答案】E

【答题分析】此题考核的是先天因素在体质形成过程中的作用。先天禀赋是指人出生之前在母体内所禀受的一切，主要与父母生殖之精的盈亏盛衰等有关。先天禀赋是体质形成的基础，是体质强弱的前提条件，决定着体质的稳定性。因此，在体质形成过程中，先天因素起着关键性作用。故正确答案为E。

5. 反映体质的标志之一是（　　）

A. 体型　　B. 体重　　C. 体格

D. 体态　　E. 体姿

【正确答案】C

【答题分析】体格是反映人体生长发育水平、营养状况和锻炼程度的状态，多通过观察和测量身体各部分的大小、形状、匀称程度，以及胸围、体重、肩宽、骨盆宽度和皮肤与皮下的软组织情况来判断，是反映体质的标志之一。故正确答案为C。

6. 朱丹溪提出体型与发病的观点是（　　）

A. 肥人多火　　B. 肥人多郁　　C. 肥人多寒

D. 肥人多湿　　E. 肥人多热

【正确答案】D

【答题分析】朱丹溪提出体型与发病的观点是肥人多湿、瘦人多火。故正确答案为D。此知识点具有重要的理论意义和临床实用价值，也是考试经常涉及的考点，应记清记牢。

7. 下列哪项**不属于**体质的特点（　　）

A. 先天遗传性　　B. 形神一体性　　C. 相对稳定性

D. 不可预测性　　E. 动态可变性

【正确答案】D

【答题分析】此题要求的是不属于体质特点的选项。体质具有先天遗传性、形神一体性、相对稳定性、动态可变性和连续可测性的特点。每个人的体质类型尽管不尽相同，但其体质特征具有固有的发展演变规律，这使得体质具有可预测性，尤其是在治未病方面具有重要的意义。故正确答案为D。

8. 小儿的体质特点是（　　）

A. 气血郁滞　　B. 代谢缓慢　　C. 稚阴稚阳

D. 脏腑衰退　　E. 阴阳失调

【正确答案】C

【答题分析】小儿的体质特点是学习的重点和考试经常涉及的考点。小儿的精气阴阳还没有充分成熟，因此描述为“稚阴稚阳”；小儿处于生长发育的快速时期，生机旺盛，故又可称之为“纯阳之体”；与成年人相比，小儿的体质又可概括为“脏腑娇嫩，形气未充，易虚易实，易寒易热”。故正确答案为C。

9. 依据孕妇的体质特点，其饮食宜（　　）

A. 凉　　B. 热　　C. 补

D. 泻　　E. 润

【正确答案】A

【答题分析】此题考核的重点是对女性体质特点的理解与掌握。女子属阴，多禀阴柔之气，其经、带、胎、产、孕、乳等生理过程均以血为本，以肝为先天。女子在妊娠期由于胎儿的生长发育，使得机体代谢旺盛，故其饮食宜凉；产后多因失血复汗，伤寒居多，其饮食宜温。故正确答案为A。

10. 素体津亏血耗者，易致邪从（　　）

A. 寒化　　B. 实化　　C. 虚化

D. 湿化　　E. 燥化

【正确答案】E

【答题分析】此题考核的重点是对体质从化的理解，需熟记从化的一般规律。从化是指病证的性质随体质而变化。如同为风寒之邪，偏阳质的人得之易从阳化热；偏阴质的人得之易从阴化寒。从化的一般规律是：素体阴虚阳亢者，受邪后多从热化；素体阳虚阴盛者，受邪多从寒化；津亏血耗之人易使邪从燥化；气虚湿盛之人受邪多从湿化。故正确答案为E。

（二）多项选择题

1. 影响体质形成的后天因素有（　　）

A. 性别　　B. 饮食　　C. 劳逸

D. 情志　　E. 地理

【正确答案】BCDE

【答题分析】体质的形成禀赋于先天，受后天各种因素的影响，包括年龄、饮食、劳逸、情志、地理、疾病针药等。性别差异属于先天因素。男女性别不同，体质有明显的差异；不同的情志状态，也会造成不同的体质类型，如肝郁质、血瘀质等。故正确答案为BCDE。

2. 老年人的体质特点为（　　）

A. 精气神充足　　B. 脏腑功能亢进　　C. 代谢缓慢

D. 气血瘀滞　　E. 阴阳失调

【正确答案】CDE

【答题分析】此题考核的是年龄与体质的相关性，应从老年人的生理特点去分析。老年人由于脏腑功能活动的生理学衰退，其体质多表现出精气神渐衰、代谢缓慢、气血瘀滞、阴阳失调等特点。此知识点可归纳为“慢、瘀、失、衰”4个字简单记忆。故正确答案为CDE。

3. 偏阳质者（　　）

A. 易感风、暑、热邪　　B. 易感寒湿之邪　　C. 耐寒

D. 耐热　　E. 发病后多表现为热证、实证

【正确答案】ACE

【答题分析】此题考核的是体质与病因的易感性、耐受性病机等的相关性。体质因素决定着个体对病邪的易感性和耐受性。偏阳质者易感受风、暑、热阳邪，耐寒不耐热，发病后多表现为实证、热证等阳证；偏阴质者易感受寒湿阴邪，耐热不耐寒，发病后多表现为寒证、湿证等阴证。学习此知识点时一定要抓住“同气相求”的思维方法，即可容易理解和记忆。

4. 下列属于“偏阴质”特征的有（　　）

A. 形体偏瘦　　B. 性格内向　　C. 喜静少动

D. 急躁易怒　　E. 精力旺盛

【正确答案】BC

【答题分析】此题考核的是对体质特征的理解与掌握。体质特征的表现在不外乎形和神两个方面。阴主静，主寒，主抑制，因此偏阴质者在神的特征方面表现为性格内向，喜静少动；形体特征多适中或偏胖；而阳主动、主热、主兴奋，故偏阳质之人在神的特征方面则多表现为性格外向，喜动少静，精力旺盛，急躁易怒等，其形体特征多偏瘦。故正确答案为BC。

5. 阴虚之体养生时应慎用（　　）

A. 肥甘之品　　B. 辛辣之品　　C. 甘润生津之品

D. 燥热之品　　E. 苦寒之品

【正确答案】ABD

【答题分析】针对不同体质的类型，选择适宜的饮食尤为重要，不仅要了解其所宜，更应了解其所忌。对阴虚之人来讲，体质上具有虚、热、燥的特点，因此在饮食方面应慎用肥甘厚味、辛辣燥烈之品；最佳的饮食应以甘润生津之品。故正确答案为ABD。

第七章　病　因

◎ **重点** ◎

1. 病因的概念：凡能导致疾病发生的原因，称为病因。

2. 辨证求因的概念：是以临床表现为依据，通过分析病证的症状、体征来推求病因，又称“审证求因”。

3. 六淫的基本概念：六淫，即风、寒、暑、湿、燥、火（热）六种外感病邪的统称。

4. 六淫的共同致病特点：外感性、季节性、地域性、相兼性。

5. 风邪的基本概念：凡致病具有善动不居、轻扬开泄等特性的外邪，称为风邪。

6. 风邪的性质和致病特征：①风为阳邪，轻扬开泄，易袭阳位；②风性善行而数变；③风性主动；④风为百病之长。

7. 寒邪的基本概念：凡致病具有寒冷、凝结、收引等特性的外邪，称为寒邪。

8. 寒邪的性质和致病特征：①寒为阴邪，易伤阳气；②寒性凝滞主痛；③寒性收引。

9. 湿邪的基本概念：凡致病具有重浊、黏滞、趋下特性的外邪，称为湿邪。

10. 湿邪的性质和致病特征：①湿为阴邪，易伤阳气，阻滞气机；②湿性重浊；③湿性黏滞；④湿性趋下，易袭阴位。

11. 燥邪的基本概念：凡致病具有干燥、收敛等特性的外邪，称为燥邪。

12. 燥邪的性质和致病特征：①燥性干涩，易伤津液；②燥易伤肺。

13. 火（热）邪的基本概念：凡致病具有炎热升腾等特性的外邪，称为火热之邪。

14. 火热之邪的性质和致病特征：①火热为阳邪，其性炎上；②火热易扰心神；③火热易伤津耗气；④火热易生风动血；⑤火邪易致疮痈。

15. 暑邪的基本概念：凡具有炎热、升散、兼湿特性的外邪，称为暑邪。

16. 暑邪的性质和致病特征：①暑为阳邪，其性炎热；②暑性升散，易扰心神，伤津耗气；③暑多挟湿。

17. 疠气的基本概念：指一类具有强烈致病性和传染性的外感病邪的统称。

18. 疠气的致病特点：①传染性强，易于流行；②发病急骤，病情危笃；③一气一病，症状相似。

19. 影响疠气产生的因素：主要有气候因素、环境因素、预防措施不当和社会因素等。

20. 七情内伤的基本概念：是指人的情志异常强烈持久，偏激过甚，超越了人体的生理和心理适应能力，或人体正气虚弱，脏腑精气虚衰，对情志刺激的调节适应能力低下，七情就可导致疾病发生或成为疾病发生的诱因。

21. 七情内伤的致病特点：①直接伤及内脏：首先影响心神、损伤相应之脏，其次易伤心肝脾、易损潜病之脏腑；②影响脏腑气机：怒则气上、喜则气缓、悲则气消、恐则气下、惊则气乱、思则气结；③发为情志病；④影响病情变化。

22. 饮食失宜的内容：包括饮食不节、饮食不洁、饮食偏嗜。

23. 劳逸失度的内容：①过劳：包括劳力过度、劳神过度、房劳过度；②过逸：包括体力过逸和脑力过逸等。

24. 痰饮的概念：痰饮是人体水液代谢障碍所形成的病理产物，属继发性病因，较稠浊的称为痰，较清稀的称为饮。

25. 痰饮的致病特点：①阻滞气血运行；②影响水液代谢；③易于蒙蔽心神；④致病广泛，变幻多端。

26. 瘀血的概念：瘀血是指体内血液停积而形成的病理产物，属继发性病因。包括体内瘀积的离经之血，以及因血液运行不畅，停滞于经脉或脏腑组织内的血液。

27. 瘀血的形成原因：血出致瘀、气滞致瘀、因虚致瘀、血寒致瘀、血热致瘀、津亏致瘀、痰饮致瘀。

28. 瘀血的致病特点：①易于阻滞气机；②影响血脉运行；③影响新血生成；④病位固定，病证繁多。

29. 瘀血致病的病症特点：疼痛、肿块、出血、色诊多见紫暗，如面色、舌质紫暗，以及脉诊多见涩脉或结代脉等。

30. 结石的概念：是指体内某些部位形成并停滞为病的砂石样病理产物或结块。

◎ **难点** ◎

1. 中医探求病因的主要方法是辨证求因：在整体观念的指导下，中医探求病因，除了解发病过程中可能作为病因的客观条件外，主要以临床表现为依据，通过分析病证的症状、体征来推求病因，为治疗用药提供依据。这种方法称为“辨证求因”，又称“审证求因”，为中医探究病因的主要方法，也是中医病因学的主要特点。这种探求的病因往往和西医客观存在的病因有很大差别。

2. 六淫和六气的联系和区别：在正常情况下，风、寒、暑、湿、燥、火是自然界六种不同的气候变化，是万物生长化收藏和人类赖以生存的必要条件，称为“六气”。人类长期生活在六气交互更替的环境中，对其产生了一定的适应能力，一般不会致病。但在自然界气候异常变化，超过了人体的适应能力，或人体的正气不足，抵抗力下降，不能适应气候变化而发病时，六气则成为病因。此时，伤人致病的六气便称之为“六淫”。

3. 火邪和热邪的区别：火与热异名同类，本质皆为阳盛，都是外感六淫邪气，致病也基本相同。火邪与热邪的主要区别是：热邪致病，临床多表现为全身性弥漫性发热征象；火邪致病，临床多表现为某些局部症状，如肌肤局部红、肿、热、痛，或口舌生疮，或目赤肿痛等。

4. 七情与内脏精气的关系：七情是人体的生理和心理活动对内外环境变化产生的情志反应，属人人皆有的情绪体验，一般情况下不会导致或诱发疾病。情志活动以脏腑精气为物质基础，故情志活动与五脏精气的关系最为密切。具体表现在：①五脏精气决定五脏情志变化；②情志变化影响脏腑功能。

5. 痰的分类：痰可分为有形之痰和无形之痰。有形之痰，是指视之可见、闻之有声，或触之可及之的痰如咳嗽吐痰、喉中痰鸣、痰核等。无形之痰，是指只见其征象，不见其形质之痰，如眩晕、癫狂等。因此，中医学对“痰”的认识，主要是以临床征象为依据来进行分析的。

精选习题

扫码获取同步习题

（一）单项选择题

1. 常兼他邪合而伤人，为外感致病之先导的邪气是（　　）

A. 热邪　　B. 风邪　　C. 疠气

D. 寒邪　　E. 湿邪

【正确答案】B

【答题分析】此题在于考查风邪的致病特点。风邪四季皆有，其性善动、开泄，凡寒、湿、暑、燥、热诸邪，常依附于风而侵犯人体，从而形成外感风寒、风湿、风热、风燥等证。为外感致病之先导。故正确答案为B。

2. 易袭阳位，具有轻扬升散的邪气是（　　）

A. 暑邪　　B. 燥邪　　C. 风邪

D. 火邪　　E. 寒邪

【正确答案】C

【答题分析】此题错误原因是没有全面掌握六淫中阳邪的致病特点。风邪具有轻扬、升发、向上、向外的特性，故属于阳邪。阳邪易袭阳位，故风邪侵袭，常伤及人体的上部（头、面）、阳经和肌表。虽然暑邪和火邪均为阳邪，但没有轻扬之性，产生疾病也不局限于体表。故正确答案为C。

3. 风邪伤人，病变部位不固定是由于（　　）

A. 风性数变　　B. 风性善行　　C. 风为阳邪

D. 风性轻扬　　E. 风性开泄

【正确答案】B

【答题分析】因风性善动不居，游移不定，故其致病具有病位游移、行无定处的特征。这是风性善行的特点。风性数变是风邪致病变幻无常，发病迅速。故正确答案为B。

4. 感受寒邪症见恶寒，是由于（　　）

A. 寒为阴邪，病起于下　　B. 寒性凝滞，气血阻滞不通

C. 寒伤肌表，卫阳被遏　　D. 寒性收引，经脉拘急

E. 寒性黏滞，气机不畅

【正确答案】C

【答题分析】此题错误的原因是混淆了寒邪的各项致病特点。寒邪侵入人体后，机体的阳气奋起抵抗。阳气本可制阴祛寒，但若寒邪过盛，则阳气不仅不足以驱除寒邪，反为寒邪所侵害。所以，感受寒邪，最易损伤人体阳气。外寒侵袭肌表，卫阳被遏，可见恶寒、发热、无汗、鼻塞、流清涕。故正确答案为C。

5. 寒邪的性质和致病特征是（　　）

A. 为阴邪，易阻气机　　B. 其性重浊，可致周身酸痛

C. 易伤肺，出现咳嗽痰少症状　　D. 其性黏滞，病难速愈

E. 其性凝滞，易发疼痛

【正确答案】E

【答题分析】此题错误的原因在于没有掌握寒邪的致病特点。为阴邪，易阻气机和其性重浊、其性黏滞，病难速愈是湿邪的特点；易伤肺是燥邪的特点；寒为阴邪，具有凝滞之性，侵入人体后易使气血津液凝结、经脉阻滞导致疼痛。故正确答案为E。

6. 常引起筋脉拘挛、屈伸不利、腠理闭塞、气机收敛的邪气是（　　）

A. 风邪　　B. 寒邪　　C. 湿邪

D. 瘀血　　E. 痰饮

【正确答案】B

【答题分析】因寒性收引，故易使气机收敛，腠理闭塞。寒客经络关节，则经脉收缩拘急，甚则挛急作痛，屈伸不利。湿邪虽然也可导致筋脉病变，但不会有收引的特点。故正确答案为B。

7. 寒邪致病出现各种疼痛症状，其机制是（　　）

A. 气机收敛，腠理闭塞　　B. 经脉气血凝结阻滞　　C. 损伤人体阳气

D. 耗气伤津，不能濡养　　E. 为有形之邪，阻滞气机

【正确答案】B

【答题分析】因寒性凝滞、收引，故致病易使气血凝滞，经脉收缩、牵引而作痛。故正确答案为B。

8. 下列属于风邪性质和致病特征的是（　　）

A. 为阳邪，其性炎热　　B. 为阳邪，其性开泄　　C. 为阳邪，伤津耗气

D. 为阳邪，易生风动血　　E. 为阳邪，其性炎上

【正确答案】B

【答题分析】此题错误的原因是没有分清风邪、火（热）邪和暑邪的致病特点。虽同为阳邪，但又有区别，炎热是暑邪的特点。生风动血是火（热）邪的特点。伤津耗气是火（热）邪和暑邪的共同点。故正确答案为B。

9. 感受寒邪而致的“中寒”是指（　　）

A. 寒邪伤于肌表　　B. 寒邪入中经脉　　C. 寒邪自内而生

D. 寒邪直中脏腑　　E. 寒邪侵及血分

【正确答案】D

【答题分析】此题错误的原因是混淆了中寒和伤寒的概念。寒邪侵入所致病证，称为外寒病证。寒客肌表，郁遏卫阳者，称为“伤寒”；寒邪直中于里，伤及脏腑阳气者，称为“中寒”。故正确答案为D。

10. 湿邪、寒邪的共同致病特征是（　　）

A. 易伤阳气　　B. 阻遏气机　　C. 黏腻重浊

D. 凝滞收引　　E. 易袭阳位

【正确答案】A

【答题分析】此题考查寒邪、湿邪的共同点。阻遏气机、黏腻重浊是湿邪的特点。凝滞收引是寒邪的特点。均为阴邪、易伤人阳气为其共同致病特点。故正确答案为A。

11. 湿邪致病可见水肿、湿疹等，症多见于下肢的主要原因是（　　）

A. 湿性趋下　　B. 湿性重浊　　C. 湿为阴邪

D. 湿性黏滞　　E. 湿性缠绵

【正确答案】A

【答题分析】湿邪为重浊有质之邪，类水属阴而有趋下之势，人体下部亦属阴，同类相求，故湿邪为病，易伤及人体下部。水肿、湿疹等病以下肢较为多见。故正确答案为A。

12. 致病可出现各种秽浊不清症状的邪气是（　　）

A. 风邪　　B. 寒邪　　C. 火邪

D. 湿邪　　E. 燥邪

【正确答案】D

【答题分析】此题主要考查湿邪的致病特点。湿性重浊，湿邪为患，易呈现分泌物和排泄物秽浊不清的症状，如面垢、眵多，小便浑浊，妇女白带过多，大便下痢脓血等。故正确答案为D。

13. 侵犯人体可引起关节疼痛重着症状的邪气是（　　）

A. 风邪　　B. 寒邪　　C. 暑邪

D. 湿邪　　E. 燥邪

【正确答案】D

【答题分析】湿邪致病，常出现以沉重感为特征的临床表现，如头身困重、四肢酸楚沉重等。湿邪阻滞经络关节，阳气不得布达，则可见肌肤不仁、关节疼痛重着等，称之为“湿痹”或“着痹”。故正确答案为D。

14. 湿邪致病缠绵难愈的主要原因是（　　）

A. 湿为阴邪，易阻遏气机

B. 湿邪伤阳困脾

C. 湿性黏滞，胶着难解

D. 湿性重浊，留滞体内

E. 湿性趋下，易袭阴位

【正确答案】C

【答题分析】此题错误的原因是没有掌握湿邪的致病特点。湿性黏滞，易阻气机，气不行则湿不化，胶着难解，故湿邪为病，起病隐缓，病程较长，反复发作，或缠绵难愈。故正确答案为 C。

15. 其性干涩，易伤津液的病邪是（ ）

A. 风邪 B. 燥邪 C. 火邪

D. 暑邪 E. 疠气

【正确答案】B

【答题分析】此题错误的原因是没有审题。燥邪为干涩之病邪，侵犯人体，最易损伤津液，出现各种干燥、涩滞的症状。这与火（热）邪和暑邪的耗气伤津有明显的区别。故正确答案为 B。

16. 易于伤肺，导致干咳少痰，或痰黏难咯等症的邪气是（ ）

A. 风邪 B. 寒邪 C. 暑邪

D. 湿邪 E. 燥邪

【正确答案】E

【答题分析】肺为娇脏，喜清润而恶燥。肺主气司呼吸，开窍于鼻，燥邪多从口鼻而入，故最易损伤肺津，从而影响肺气之宣降，甚或燥伤肺络，出现干咳少痰，或痰黏难咯，或痰中带血，甚则喘息胸痛等。故正确答案为 E。

17. 六淫中最易导致出血的是（ ）

A. 寒邪 B. 湿邪 C. 暑邪

D. 火邪 E. 燥邪

【正确答案】D

【答题分析】此题主要考查火邪的致病特点。火热之邪侵犯血脉，轻则加速血行，甚则可灼伤脉络，迫血妄行，引起各种出血证。暑邪虽然也是阳热邪气，但不会导致出血。故正确答案为 D。

18. 可致目赤肿痛、咽喉红肿、唇舌糜烂等症的是病因病机（ ）

A. 热邪侵扰心神 B. 热邪伤津耗气 C. 热邪易生风

D. 热邪易致动血 E. 火热之邪燔灼趋上

【正确答案】E

【答题分析】此题错误的原因是没有分清火邪的各项致病特点。火热之性燔灼、升腾，故为阳邪。阳邪致病多发为实热性病证。火热之邪易侵害人体上部，尤以头面部为多见。如目赤肿痛、咽喉肿痛、口舌生疮糜烂、牙龈肿痛、耳内肿痛或流脓等。故正确答案为 E。

19. 常引起心烦失眠、狂躁妄动等症状的邪气是（　　）

A. 风邪　　B. 寒邪　　C. 燥邪

D. 湿邪　　E. 火邪

【正确答案】E

【答题分析】火热与心相通应，故火热之邪入于营血，尤易影响心神，轻者心神不宁而心烦、失眠；重者可扰乱心神，出现狂躁不安，或神昏、谵语等症。故正确答案为 E。

20. 下列属火邪、燥邪、暑邪共同致病特征的是（　　）

A. 上炎　　B. 耗气　　C. 伤津

D. 动血　　E. 生风

【正确答案】C

【答题分析】此题主要考查火（热）、燥、暑邪的共同致病特点。火（热）、燥、暑均为阳邪，侵人易伤津液而见多汗及干燥失润之症。故正确答案为 C。

21. 具有升散而又挟湿特性的邪气是（　　）

A. 湿邪　　B. 燥邪　　C. 热邪

D. 暑邪　　E. 寒邪

【正确答案】D

【答题分析】此题主要考查暑邪的致病特点。暑乃夏季之主气，夏至至立秋，气候炎热，常多雨而潮湿，热蒸湿动，水气弥漫，故暑邪致病，多挟湿邪为患。故正确答案为 D。

22. 一患儿因感冒而汗出恶风、咽痒咳嗽，次日晨起即现面目一身悉肿及小便少、舌淡红、苔薄白、脉浮缓等症。此发病与下列哪项关系最密切（　　）

A. 湿浊停滞　　B. 风性主动　　C. 热邪郁闭

D. 风性数变　　E. 湿性趋下

【正确答案】D

【答题分析】此题主要考查对风邪理论的掌握和临床运用。患儿汗出恶风、咽痒咳嗽为风邪袭表、肺气宣降失常而致，但很快出现水肿之症，可诊为“风水证”，其变化之速，是由于风邪为先导的外感病发病急、变化快的缘故，即风性数变所致。故正确答案为 D。

23. 患者高热 2 天，突然出现四肢抽搐、神昏谵语、舌红、苔黄燥、脉洪数有力等症，其病因病机是（　　）

A. 火邪生风　　B. 暑邪伤津　　C. 寒邪凝滞

D. 燥邪伤肺　　E. 风邪数变

【正确答案】A

【答题分析】此题主要考查对火邪理论的掌握和临床运用。火热之邪侵犯人体，燔灼肝经，耗劫津液，筋脉失养失润，易引起肝风内动的病证。由于此肝风为热甚引起，故又称“热极生风”。临床表现为高热神昏、四肢抽搐、两目上视、角弓反张等。故正确答案为 A。

24. 异气是指（　　）

A. 六淫邪气　　B. 异常气候　　C. 情志变化

D. 气机失常　　E. 乖戾之气

【正确答案】E

【答题分析】此题错误的原因是没有掌握疠气的别名。疠气，指一类具有强烈致病性和传染性的外感病邪。在中医文献中，疠气又称为“疫毒”“疫气”“异气”“戾气”“毒气”“乖戾之气”等。故正确答案为 E。

25. 下列选项与疠气流行关系**不密切**的是（　　）

A. 气候反常　　B. 环境因素　　C. 预防措施不当

D. 社会因素　　E. 精神因素

【正确答案】E

【答题分析】影响疠气产生的因素有多种，主要有气候因素、环境因素、预防措施和社会因素等。精神因素不是影响疠气的因素。故正确答案为 E。

26. 大怒主要损伤的脏腑是（　　）

A. 肝　　B. 心　　C. 脾

D. 肺　　E. 肾

【正确答案】A

【答题分析】此题主要考查七种情志损伤相应之脏。心在志为喜为惊，过喜或过惊则伤心；肝在志为怒，过怒则伤肝；脾在志为思，过度思虑则伤脾；肺在志为悲为忧，过悲则伤肺；肾在志为恐，过恐则伤肾。故正确答案为 A。

27. 七情内伤致病多损伤的脏是（　　）

A. 心、肝、脾　　B. 心、肺、脾　　C. 心、肝、肾

D. 心、肺、肝　　E. 肺、脾、肾

【正确答案】A

【答题分析】此题错误的原因是没有掌握脏腑和情志的关系。由于心肝脾三脏在人体生理活动和心理活动中发挥着重要作用，心藏神，肝调节情志，脾为气机枢纽。情志内伤，最易损伤心肝脾三脏。故正确答案为 A。

28. 七情内伤首先影响（　　）

A. 肝魂　　B. 心神　　C. 脾意

D. 肺魄　　E. 肾志

【正确答案】B

【答题分析】心神为人体生命活动的主宰，情志活动属于心神的范畴，故情志所伤，首先影响心神，次及相应脏腑。如大怒所伤，首伤心神，致“迷惑而不治”，然后影响肝气，使肝气上逆。故正确答案为 B。

29. 七情内伤可影响脏腑气机，其中恐则（　　）

A. 气上　　B. 气下　　C. 气缓

D. 气结　　E. 气消

【正确答案】B

【答题分析】此题错误的原因是混淆了七情影响气机的理论。恐惧不解可致肾气不固，出现失精及二便失禁。故《素问·举痛论》说："恐则气下。"故正确答案为B。

30. 导致心无所倚，神无所归，虑无所定的是（　　）

A. 过度愤怒　　B. 过度喜乐　　C. 过度悲忧

D. 突然受惊　　E. 思虑过度

【正确答案】D

【答题分析】此题考查七情内伤对脏腑气机的影响。猝然受惊伤心，会导致心神不定、气机逆乱的病机变化。临床可见惊悸不安，慌乱失措，甚则神志错乱。故正确答案为D。

31. 暴喜过度，常见的症状是（　　）

A. 神无所归，虑无所定

B. 不思饮食，腹胀纳呆

C. 面红目赤，头胀痛

D. 精神不能集中，甚则失神狂乱

E. 意志消沉，面色惨淡

【正确答案】D

【答题分析】过度喜乐伤心，导致心气涣散不收，重者心气暴脱或神不守舍的病机变化。临床可见精神不能集中，甚则神志失常。故正确答案为D。

32. 饮食因素致病，易致聚湿、化热、生痰的是（　　）

A. 饮食过饥　　B. 饮食过饱　　C. 饮食不洁

D. 苦味偏嗜　　E. 寒热偏嗜

【正确答案】B

【答题分析】此题主要考查饮食失宜的致病特点。饮食过饱可导致"积食","积食"停滞日久，可进一步损伤脾胃功能，致使运化功能久不得复，还可聚湿、化热、生痰而引起其他病变发生。故正确答案为B。

33. 易致人体阴阳失调的饮食因素是（　　）

A. 饮食过饥　　B. 饮食过饱　　C. 五味偏嗜

D. 寒热偏嗜　　E. 饮食不洁

【正确答案】D

【答题分析】阴阳失调往往伴有寒热的表现，若过分偏嗜寒热饮食，也可导致人体阴阳失调而发生某些病变。故正确答案为D。

34. 劳力过度，易损伤的脏腑是（　　）

A. 心肺　　B. 心脾　　C. 脾肺

D. 脾肾　　E. 肝肾

【正确答案】C

【答题分析】此题主要考查劳力过度的致病特点。脾为生气之源，肺为主气之脏，“劳则气耗”，故劳力过度易损伤脾肺之气。常见少气懒言、体倦神疲、喘息汗出等症。故正确答案为C。

35. 劳神过度，易损伤的脏腑是（　　）

A. 心肺　　B. 心脾　　C. 脾肺

D. 脾肾　　E. 肝肾

【正确答案】B

【答题分析】此题主要考查劳神过度的致病特点。由于心藏神，脾主思，血是神志活动的重要物质基础，故用神过度，长思久虑，则易耗伤心血，损伤脾气。故正确答案为B。

36. 与痰饮形成密切相关的脏腑是（　　）

A. 心脾肝肾　　B. 心肺脾肾　　C. 肝胆脾肾

D. 肺脾肝肾　　E. 心肝肺肾

【正确答案】D

【答题分析】此题错误的原因是没有掌握痰饮形成的机制。脾、肺、肾、肝及三焦等在人体水液代谢过程中起着重要作用。因此，肺、脾、肾、肝等脏腑功能失调易致痰饮形成。故正确答案为D。

37. 下列易蒙蔽心神的病因是（　　）

A. 瘀血　　B. 痰饮　　C. 结石

D. 积食　　E. 血瘀

【正确答案】B

【答题分析】痰饮为浊物，而心神性清净。故痰浊为病，随气上逆，尤易蒙蔽清窍，扰乱心神，使心神活动失常，出现头晕目眩、精神不振等症。故正确答案为B。

38. 下列**不属于**病理性产物的是（　　）

A. 瘀血　　B. 痰饮　　C. 结石

D. 积食　　E. 血瘀

【正确答案】E

【答题分析】病理性产物属于病因。血瘀是指血液运行不畅或阻滞不通的病理改变，属于病机学概念，不属于病因。故正确答案为E。

39. 痰浊为病，随气上逆尤易（　　）

A. 阻滞肺气，失于宣降　　B. 留滞脏腑，升降失常

C. 蒙蔽清窍，扰乱心神　　D. 流注经络，气机阻滞

E. 停滞胃腑，失于和降

【正确答案】C

【答题分析】此题主要考查痰浊为病的致病特点。选项 A、B、C、D、E 均是痰浊的致病特点。但题目考查的是痰浊随气上逆导致的病症特点。故正确答案为 C。

40. 瘀血所致的病症特点是（　　）

A. 影响新血生成　　B. 易于阻滞气机　　C. 病位固定不移

D. 刺痛　　E. 影响血脉运行

【正确答案】D

【答题分析】此题错误的原因在于混淆了瘀血的致病特点和病症特点。选项 A、B、C、E 都是瘀血的致病特点。故正确答案为 D。

41. 下列**不属于**痰饮致病特点的是（　　）

A. 蒙蔽心神　　B. 致病广泛　　C. 变幻多端

D. 阻滞气血　　E. 损伤脉络

【正确答案】E

【答题分析】此题错误的原因是没有掌握痰饮的致病特点。蒙蔽心神、变幻多端、致病广泛、阻滞气血均是痰饮的致病特点。损伤脉络是结石的致病特点。故正确答案为 E。

42. 过逸、痰饮、瘀血、结石等因素相同的致病特点是（　　）

A. 损伤脉络　　B. 气机不畅　　C. 病位固定

D. 致病广泛　　E. 蒙蔽心神

【正确答案】B

【答题分析】此题是关于病因的综合性题。过逸少动，气机失于畅达，易致脾胃等脏腑气机不畅；结石、瘀血、痰饮为有形之邪，其阻滞为病，易致气机不畅。故正确答案为 B。

43. 下列**不属于**瘀血致病特点的是（　　）

A. 易于阻滞气机　　B. 影响新血生成　　C. 影响血脉运行

D. 病位较为固定　　E. 易于蒙蔽神明

【正确答案】E

【答题分析】瘀血的致病特点是易于阻滞气机，影响血脉运行，影响新血生成，病位固定、病证繁多。蒙蔽心神是痰饮的致病特点。故正确答案为 E。

44. “百病多由痰作祟”之说的原因是（　　）

A. 致病广泛，变幻多端　　B. 易于蒙蔽心神　　C. 影响水液代谢

D. 阻滞气机运行　　E. 导致瘀血

【正确答案】A

【答题分析】痰饮随气流行，内而五脏六腑，外而四肢百骸、肌肤腠理，可停滞而致多种疾病。由于其致病面广，发病部位不一，且又易于兼邪致病，因而在临床上形成的病证繁多，症

状表现十分复杂，故有“百病多由痰作祟”之说。故正确答案为A。

45. 结石多发于（　　）

A. 肺肾肝胆　　B. 心肺肝肾　　C. 脾胃肾膀胱

D. 肝胆肾膀胱　　E. 肝肾脾胆

【正确答案】D

【答题分析】肝与胆汁排泄有关，肾与水液排泄有关。结石好发于空腔性器官。肝、胆、肾、膀胱等脏腑是空腔性器官，容易形成结石并阻滞为病。故正确答案为D。

（二）多项选择题

1. 六淫致病的共同特点有（　　）

A. 外感性　　B. 季节性　　C. 地域性

D. 相兼性　　E. 传变性

【正确答案】ABCD

【答题分析】六淫致病，其侵犯途径多从肌表、口鼻而入，或两者同时受邪而发病；多与季节气候有关，与生活、工作的区域环境密切相关，且六淫邪气既可单独伤人致病，又可两种以上同时侵犯人体而病。所以六淫致病具有外感性、季节性 、地域性、相兼性。故正确答案为ABCD。

2. 入侵经络、筋骨而引起痹证的邪气有（　　）

A. 风邪　　B. 寒邪　　C. 湿邪

D. 火邪　　E. 暑邪

【正确答案】ABC

【答题分析】风、寒、湿三气杂至而引起痹证，若见游走性关节疼痛、痛无定处，则属于风邪偏盛，称为“风痹”；寒邪所客，气血凝滞不通，则以肢体关节冷痛为主，称为“寒痹”；湿邪阻滞经络关节，阳气不得布达，则见肌肤不仁、关节疼痛重着，称为“湿痹”。故正确答案为ABC。

3. 易耗伤津液的病邪有（　　）

A. 风邪　　B. 燥邪　　C. 暑邪

D. 火热之邪　　E. 寒邪

【正确答案】BCD

【答题分析】燥邪干涩、易耗伤津液而致皮肤、口鼻咽干等；暑邪升散，易耗伤津液而致口渴喜饮等；火热之邪侵人，热淫于内，可迫津外泄致津亏，同时可直接消灼煎熬津液。故正确答案为BCD。

4. 疠气的致病特点有（　　）

A. 发病急骤　　B. 病情危笃　　C. 症状相似

D. 传染性强　　E. 易于流行

【正确答案】ABCDE

【答题分析】此题主要考查疠气的致病特点。疠气致病特点是：发病急骤，病情危笃；传染性强，易于流行；一气一病，症状相似。故本题全选。

5. 六淫致病的季节性可见（　　）

A. 春多热病　　B. 夏多暑病　　C. 长夏多湿病

D. 秋多风病　　E. 冬多燥病

【正确答案】BC

【答题分析】此题考查对六淫季节性的具体内容。六淫具有季节性，暑为夏季的主气，故夏多暑热为病；长夏湿气当令，湿气太盛伤人致病，多发泄泻、湿疹等湿病。秋天多燥病，冬季多寒病。故正确答案为 BC。

6. 风邪的性质和致病特征有（　　）

A. 轻扬开泄　　B. 善行数变　　C. 主动

D. 易耗气伤津　　E. 为百病之长

【正确答案】ABCE

【答题分析】风邪的性质和致病特征是：风为阳邪，轻扬开泄，易袭阳位；风性善行而数变；风性主动；风为百病之长。风不具有耗气伤津的特点。故正确答案为 ABCE。

7. 寒邪的性质和致病特征有（　　）

A. 主动　　B. 收引　　C. 凝滞

D. 重浊　　E. 为阴邪

【正确答案】BCE

【答题分析】寒邪的性质和致病特征是：寒性收引，凝滞，为阴邪、易伤人阳气。主动是风邪的特点，重浊是湿邪的特点。故正确答案为 BCE。

8. 湿邪的性质和致病特征有（　　）

A. 为百病之长　　B. 易耗气伤津　　C. 其性黏滞

D. 其性重浊　　E. 阻滞气机

【正确答案】CDE

【答题分析】湿邪的性质和致病特征是：湿性黏滞；湿性重浊；湿为阴邪，易阻滞气机，损伤阳气。风为百病之长，暑邪易耗气伤津。故正确答案为 CDE。

9. 燥邪的性质和致病特征有（　　）

A. 性干涩　　B. 性开泄　　C. 易伤肺

D. 性炎上　　E. 易伤津

【正确答案】ACE

【答题分析】燥邪的性质和致病特征是：燥性干涩，易伤津液，燥易伤肺。故正确答案为 ACE。

10. 火热之邪的性质和致病特征有（　　）

A. 性干涩　　B. 为阳邪　　C. 易扰心神

D. 易生风动血　　E. 善行数变

【正确答案】BCD

【答题分析】火热之邪的性质和致病特征是：火热为阳邪，其性趋上，易扰心神，易生风动血，易致疮痈。故正确答案为 BCD。

11. 暑邪的性质和致病特征有（　　）

A. 为阳邪　　B. 性升散　　C. 多挟湿

D. 易伤津　　E. 性重浊

【正确答案】ABCD

【答题分析】暑邪的性质和致病特征是：暑为阳邪，其性炎热，暑性升散，易伤津耗气，暑多挟湿。重浊属于湿邪的特点。故正确答案为 ABCD。

12. 易导致发病病程较长的病因有（　　）

A. 湿邪　　B. 水湿痰饮　　C. 瘀血

D. 七情内伤　　E. 结石

【正确答案】ABDE

【答题分析】因湿性黏滞，痰饮亦为湿聚而成，故湿邪致病或水湿痰饮停聚，病程较长，且易反复发作；七情内伤大多为长期情志刺激致脏腑气血紊乱而发病；结石多为湿热久蕴，煎熬蕴结，或食某些药物、食物沉积而成，病程均较长。故正确答案为 ABDE。

13. 火（热）邪、暑邪的共同致病特征有（　　）

A. 均为阳邪　　B. 均易致疮痈　　C. 耗气伤津

D. 均挟湿邪　　E. 均可见高热

【正确答案】ACE

【答题分析】此题错误的原因是没有掌握阳邪的特点。火（热）、暑之邪均为阳邪，伤人易致高热、口渴喜饮、面赤、脉洪大等症，且易伤津耗气。故正确答案为 ACE。

14. 下列**不属于**情志异常病机的有（　　）

A. 怒则气上　　B. 寒则气收　　C. 悲则气消

D. 劳则气耗　　E. 思则气结

【正确答案】BD

【答题分析】《素问·举痛论》中关于九气为病的内容是必须要掌握的。怒则气上、悲则气消、思则气结属于情志异常病机。故正确答案为 BD。

15. 瘀血的致病特点包括（　　）

A. 易于阻滞气机　　B. 影响血脉运行　　C. 影响新血生成

D. 病位固定　　E. 病证繁多

【正确答案】ABCDE

【答题分析】瘀血致病的特点包括：易于阻滞气机；影响血脉运行；影响新血生成；病位固定，病证繁多。故本题全选。

16. 瘀血形成的因素包括（　　）

A. 气脱　　B. 气滞　　C. 血寒

D. 血热　　E. 气虚

【正确答案】BCDE

【答题分析】瘀血形成的因素主要包括：血出致瘀，气滞血瘀，因虚（气虚等）致瘀，血寒致瘀，血热致瘀。故正确答案为 BCDE。

17. 痰饮的致病特点有（　　）

A. 阻滞气血运行　　B. 影响水液代谢　　C. 易于蒙蔽心神

D. 致病广泛　　E. 变幻多端

【正确答案】ABCDE

【答题分析】痰饮致病的特点包括：阻滞气血运行，影响水液代谢，易于蒙蔽心神，致病广泛，变化多端。故本题全选。

18. 结石形成的因素包括（　　）

A. 饮食不当　　B. 情志内伤　　C. 用药不当

D. 体质差异　　E. 饮水过多

【正确答案】ABCD

【答题分析】结石形成的因素主要包括：饮食不当，情志内伤，服药不当，体质差异。饮水过多不易形成结石。故正确答案为 ABCD。

19. 平素嗜酒可导致（　　）

A. 寒湿内生　　B. 聚湿生痰　　C. 营养缺乏

D. 耗伤阳气　　E. 变生癥积

【正确答案】BE

【答题分析】嗜酒过度，易损伤肝脾，可聚湿生痰，形成痰瘀体质，变生癥积。故正确答案为 BE。

20. 偏食生冷寒凉之品，最易耗伤（　　）

A. 心阳　　B. 脾阳　　C. 胃阳

D. 肾阳　　E. 肺阳

【正确答案】BC

【答题分析】过分偏嗜寒热饮食，可导致人体阴阳失调而发生某些病变。如偏食生冷寒凉之品，久则易于耗伤脾胃阳气，导致寒湿内生。故正确答案为 BC。

（三）名词解释

1. 六淫

【正确答案】六淫即风、寒、暑、湿、燥、火（热）六种外感病邪的统称。

【易错答案】少了一种邪气或者没有答“病邪”2字。

【答题分析】六淫的概念是由六气的概念发展而来，所以掌握六淫的概念首先要熟悉六气。其次，六淫是病因，其概念主要突出“邪气”，这是六气和六淫最根本的区别。

2. 痰饮

【正确答案】痰饮是人体水液代谢障碍所形成的病理产物。一般将较稠浊的称为痰，清稀的称为饮。

【易错答案】缺少病理产物，或者没有单独解释痰和饮。

【答题分析】痰饮的概念有三个方面：一是水液代谢障碍，这是形成原因。二是病理产物，这是属性。三是痰和饮的区别。三个方面综合起来才能完整地回答。

3. 瘀血

【正确答案】瘀血是指体内血液停积而形成的病理产物，包括体内瘀积的离经之血，以及因血液运行不畅，停滞于经脉或脏腑组织中的血液。

【易错答案】缺少瘀血的形成原因，或者没有瘀血的内容。

【答题分析】瘀血的概念首先要回答什么样的病理产物，这是和其他病理产物的区别。其次，瘀血包括的内容，即什么样的血是瘀血，这主要是和其他的血液鉴别。

（四）问答题

1.“六气”与“六淫”有何联系与区别？

【正确答案】①六气，是指风、寒、暑、湿、燥、火六种正常的自然界气候，是万物生长变化的自然条件。六气对人体是无害的。人体在生活实践中，通过自身调节对六气产生了一定的适应能力，所以正常的六气不易于使人致病。②六淫，是风、寒、暑、湿、燥、火六种外感病邪的统称。常因气候变化异常，或太过、不及，或是机体的适应力下降，则风、寒、暑、湿、燥、火变为致病之因，故六淫又称为“六邪”。③“六气”和“六淫”都是指自然界的风、寒、暑、湿、燥、火六种气候现象。只要不使人得病，即使狂风暴雨，严寒酷暑，也应称之为“六气”。反之，即使微风细雨，气候变化正常，但有人因适应能力低下而得病，这时对患病机体来说也应称之为“六淫”。可见，“六气”与“六淫”是既有联系又有区别的。

【易错答案】缺少六淫和六气的概念，没有阐述人体正气的作用。

【答题分析】六淫的概念是由六气的概念发展而来，它们最大的区别就是六气是正常的，六淫是病因，其概念主要突出“邪气”。六气转化为六淫必须阐述两个条件，一是气候变化异常，一是人体正气的虚损。

2. 火热邪气与暑邪在性质和致病特征上有何异同?

【正确答案】火热邪气与暑邪虽同属阳邪，皆具有火热之性及伤津耗气扰神的致病特征。但二者仍存在一定的区别:①暑为夏季主气，乃火热之气所化，致病有明显的季节性，独见于夏季。火热之邪虽旺于夏季，但无明显的季节性，不受季节气候的限制，一年四季均可发生火热之证。②暑邪致病时，虽也可扰神和伤津耗气，但往往兼挟湿邪为患，即暑多挟湿；火热之邪致病常易生风动血和易致痈肿，又因火与心相应，致病多见扰动心神而出现神志异常的症状。

【易错答案】回答不全面。

【答题分析】对于六淫比较的问题，要全面掌握每种邪气的致病特点，在各自致病特点中找异同点。阴阳是六淫分类的依据和标准。火热暑邪同属阳邪，阳胜则阴病，所以必然导致津液损伤。这是共同点。暑邪在六淫中，最具有季节性，这往往是区分它们的关键。

第八章　病　机

◎ **重点** ◎

1. 发病的概念：是研究疾病发生基本机制的理论。

2. 正气的概念：与邪气相对而言，即人体正常功能活动的统称，泛指人体精、气、血、津液等生命物质和脏腑经络等生理功能，及在此基础上产生的各种维护健康的能力，即自我调节能力、适应环境能力、抗病防病能力和康复自愈能力等。

3. 正气的作用体现：①抵御外邪；②祛除病邪；③修复调节；④维持脏腑经络功能的协调。

4. 邪气的概念：与正气相对而言，是各种致病因素的总称，简称为“邪”，包括存在于外界或人体内产生的各种致病因素。

5. 邪气的作用体现：①导致生理功能失常；②造成脏腑形质损害；③改变体质类型。

6. 发病的基本原理：①正气不足是疾病发生的内在因素；②邪气是发病的重要条件；③邪正相搏的胜负，决定发病与否及证候类型。

7. 影响发病的主要因素：环境、体质、精神状态。

8. 发病的类型

（1）感邪即发：指机体感受病邪后随即发病。

（2）徐发：徐缓而病的发病类型。

（3）伏而后发：是指感受邪气后，邪藏体内，逾时而发的发病类型。

（4）继发：是指在原发疾病未愈的基础上，继而发生新的疾病。

（5）复发：是指疾病已愈，在病因或诱因的作用下，再次发病。

9. 复发的机制是余邪未尽，正虚未复，同时还有诱因的作用。

10. 复发的主要类型包括：①疾病少愈即复发；②休止与复发交替；③急性发作与慢性缓解交替。

11. 基本病机主要包括：邪正盛衰、阴阳失调和精气血津液失常等。

12. 邪正盛衰的概念：是指在疾病的发生、发展过程中，机体正气的抗病能力与致病邪气之间相互斗争所发生的盛衰变化。

13. 实证的概念：指邪气盛，是以邪气亢盛为矛盾主要方面的病机变化。

14. 虚证的概念：指正气不足，是以正气虚损为矛盾主要方面的病机变化。

15. 虚中夹实的概念：以正虚为主，又兼有实邪的病机变化。

16. 实中夹虚的概念：以邪实为主，又兼有正气虚损的病机变化。

17. 真实假虚的概念：病机的本质为“实”，但表现出“虚”的临床假象。

18. 真虚假实的概念：病机的本质为“虚”，但表现出的“实”的临床假象。

19. 真实假虚又称为“大实有羸状”。

20. 真虚假实又称为“至虚有盛候”。

21. 阴阳偏胜的概念：是指人体阴阳双方中的某一方过于亢盛，导致以邪气盛为主的病机变化，属“邪气盛则实”的实性病机。

22. 阳偏胜：即是阳盛，是指机体在疾病过程中所出现的阳邪偏盛、功能亢奋、机体反应性增强而产生热象的病机变化。

23. 阴偏胜：即是阴盛，是指机体在疾病过程中所出现的阴邪偏盛、功能抑制、机体反应性减弱而产生寒象的病机变化。

24. 阴阳偏衰的概念：是指人体阴阳二气中某一方虚衰不足的病机变化，属于“精气夺则虚”的虚性病机。

25. 阳偏衰：即阳虚，是指机体阳气虚损，温煦、推动、气化等功能减退，出现虚寒内生的病机变化。

26. 阴偏衰：即阴虚，是指机体阴液不足，凉润、宁静、抑制等功能减退，阴不制阳，出现虚热内生的病机变化。

27. 阴阳互损的概念：是指在阴或阳任何一方虚损的前提下，病变发展影响及相对的一方，形成阴阳两虚的病机变化。

28. 阴损及阳的概念：指由于阴气亏损，累及阳气生化不足，或阳气无所依附而耗散，从而在阴虚的基础上又出现阳虚，形成以阴虚为主的阴阳两虚的病机变化。

29. 阳损及阴的概念：指由于阳气虚损，无阳则阴无以生，从而在阳虚的基础上又导致了阴虚，形成以阳虚为主的阴阳两虚的病机变化。

30. 阴阳格拒的概念：是在阴阳偏盛或阴阳偏衰至极的基础上，由阴阳双方相互排斥而出现寒热真假类病机变化，包括阴盛格阳和阳盛格阴两方面。

31. 阴盛格阳的概念：指阳气极虚，导致阴寒之气偏盛，壅闭于里，逼迫阳气浮越于外，出现内真寒外假热的病机变化，临床表现为真寒假热证。

32. 阳盛格阴的概念：指阳气偏盛至极，壅遏于内，排斥阴气于外，出现内真热外假寒的病机变化，临床表现为真热假寒证。

33. 阴阳亡失的概念：是指机体的阴气或阳气突然大量地亡失，导致生命垂危的病机变化。

34. 亡阳的概念：是由于指机体的阳气发生突然大量脱失，而致全身功能严重衰竭的病机变化。

35. 亡阴的概念：是指由于机体阴气发生突然大量消耗或丢失，而致全身功能严重衰竭的病机变化。

36. 气虚的概念：指一身之气不足，气的生理功能减退的病机变化。

37. 气逆多发生的脏腑：肺、胃、肝。

38. 气滞的概念：是指气的运行不畅，郁滞不通的病机变化。

39. 气逆的概念：指气的运动升之太过，或降之不及，以脏腑之气逆上为特征的病机变化。

40. 气陷的概念：指气的上升不足，或下降太过，以气虚升举无力而下陷为特征的病机变化。

41. 气闭的概念：指气闭阻于内，不能外出，以致清窍闭塞，出现昏厥的病机变化。

42. 气脱的概念：指气不内守，大量向外脱失，以致机体功能突然衰竭的病机变化。

43. 气滞多发生的脏腑：肺、脾胃、肝。

44. 气滞共同的临床表现特点：胀、闷、痛。

45. 血虚的概念：指血液不足，血的濡养功能减退的病机变化。

46. 血瘀的概念：指血液循行迟缓，流行不畅，甚则血液停滞的病机变化。

47. 出血的概念：指血液逸出血脉的病机变化。

48. 出血形成的原因：外伤损伤，气虚不摄，血分有热，瘀血内阻。

49. 气与血关系的失调，主要有：气滞血瘀、气虚血瘀、气不摄血、气随血脱、气血两虚。

50. 津液不足，是指津液在数量上的亏少，进而导致内则脏腑，外而孔窍、皮毛，失于濡润、滋养，而产生一系列干燥枯涩的病机变化。

51. 津液的输布排泄障碍主要与肺、脾、肾、膀胱、三焦的功能失常有关，并受肝失疏泄病变的影响。

52. 津液与气血关系失调，可出现：水停气阻、气随津脱、津枯血燥、津亏血瘀、血瘀水停等病机变化。

53. 内生“五邪”的概念：指在疾病过程中，由于脏腑阴阳失调和气血津液等生理功能异常，产生内风、内寒、内湿、内燥、内火等病机变化。

54. 风气内动的概念：即“内风”，指脏腑阴阳气血失调，体内阳气亢逆而致风动之征的病机变化。

55. 寒从中生的概念：又称“内寒”，指机体阳气虚衰、温煦气化功能减退，虚寒内生，或阴寒之气弥漫的病机变化。

56. 湿浊内生的概念：又称“内湿”，指由于脾的运化水液功能障碍而引起湿浊蓄积停滞的病机变化。由于内生之湿多因脾虚，故又称之为脾虚生湿。

57. 津伤化燥概念：又称“内燥”，指体内津液耗伤而干燥少津的病机变化。

58. 火热内生的概念：又称“内火”或“内热”，指脏腑阴阳失调，而致火热内扰的病机变化。

59. 疾病传变的形式：病位传移和病性转化。

60. 影响疾病传变的因素：体质、病邪、环境、生活、诊治。

61. 内燥多发生在肺、胃、大肠。

62. 内寒主要与脾肾阳虚有关。

63. 内风与肝的关系较为密切，故又称“肝风内动”。

64. 内风的病机主要有：肝阳化风、热极生风、阴虚风动、血虚生风等。

65. 火热内生的病机主要有：阳盛有余，阴虚阳亢，五志过极化火，邪郁化火。

◎ **难点** ◎

1. 对正气的认识：正气，是一身之气相对邪气时的称谓。正气有时又以“精气”“真气”称之。真气、谷气是一身之气的重要组成部分。

2. 中医学以正气为主的发病观：中医学的发病观既重视正气在发病中的主导作用，也不忽视邪气在发病中的重要作用。认为“正气存内，邪不可干”“邪之所凑，其气必虚”“两虚相得，乃客其形”。充分说明了人体正气不足，是病邪侵入和发病的内在因素。

3. 阴阳偏盛偏衰的病机特点

（1）阳偏盛的病机特点为阳盛而阴未虚的实热证，临床表现以热、动、燥为特点。

（2）阴偏盛的病机特点为阴盛而阳未虚的实寒证，临床表现以寒、静、湿为特点。

（3）阳偏衰的病机特点为机体阳气不足，阳不制阴，阴相对偏亢，临床表现为虚寒证。

（4）阴偏衰的病机特点为阴液不足，阴不制阳，阳气相对偏盛，临床多表现为虚热证。

4. 阴阳互损的机制：阴阳双方之间本来存在着相互依存、相互资生、互为化源和相互为用的关系，一方亏虚或功能减退，不能资助另一方或促进另一方的化生，必然导致另一方的虚衰或功能减退。

5. 阴阳格拒的机制：在于阴阳双方的对立排斥，即阴或阳的一方偏盛或偏衰至极，壅遏于内，将另一方排斥格拒于外，迫使阴阳之间不相维系，从而出现真寒假热或真热假寒的复杂病变。

6. 气虚与气陷的联系：气陷是在气虚的基础上形成的，与脾气的关系最为密切。

7. 内生五邪与外感六淫的区别：内生五邪并非致病因素，而是脏腑阴阳失调和气血津液等生理功能异常所致内伤病的病机变化；外感六淫是由于自然界季节气候异常变化而产生的，属外感病的病因。

精选习题

扫码获取
同步习题

（一）单项选择题

1. 疾病发生的内在因素是（　　）

A. 邪气偏盛　　B. 邪盛正衰　　C. 正气不足
D. 正胜邪衰　　E. 正虚邪恋

【正确答案】C

【答题分析】发病的机制，在于正气与邪气的相互作用。正气是决定发病的主导因素，邪气是发病的重要条件。选项 B、D、E 都属于病机，而不是发病原理。故正确答案为 C。

2. 疾病发生的重要条件是（　　）

A. 正气不足　　B. 邪气侵害　　C. 邪胜正负
D. 饮食不良　　E. 地域因素

【正确答案】B

【答题分析】此题错误的原因是没有掌握发病原理。中医学认为发病原理在于邪正相搏，正气不足是疾病发生的内在因素，邪气是发病的重要条件。饮食失宜是病因，地域因素是影响发病的因素。邪胜正负是病机。故正确答案为B。

3. 发病与否取决于（　　）

A. 感受邪气　　B. 正气不足　　C. 邪正相搏

D. 情志因素　　E. 体质因素

【正确答案】C

【答题分析】邪正相搏是指正气与邪气的交争。邪正相搏的胜负，决定发病与否。正胜邪却则不发病，邪胜正负则发病。故正确答案为C。

4. 下列哪项**不是**正气的作用（　　）

A. 防御　　B. 调节　　C. 修复

D. 祛邪　　E. 营养

【正确答案】E

【答题分析】此题考查的重点是正气的作用。正气具有防御、祛邪、调节、康复自愈能力修复等作用。故正确答案为E。

5. 各种致病因素又可称为（　　）

A. 疠气　　B. 邪气　　C. 六淫

D. 虚邪　　E. 正邪

【正确答案】B

【答题分析】此题错误的原因在于没有掌握邪气的概念。邪气泛指各种致病因素，包括存在于外界或由人体内产生的各种致病因素。六淫、疠气都属于邪气。故正确答案为B。

6. 下列哪项**不是**正气的防御作用（　　）

A. 抵御外邪的入侵　　B. 祛除病邪　　C. 调节汗孔开合

D. 修复调节能力　　E. 维持脏腑经络功能的协调

【正确答案】C

【答题分析】正气的防御作用具体表现在以下4个方面：①抵御外邪的入侵；②祛除病邪；③修复调节能力；④维持脏腑经络功能的协调。故正确答案为C。

7. 下列哪项**不是**邪气的侵害作用（　　）

A. 导致阴阳失调　　B. 导致脏腑功能紊乱　　C. 损伤皮肉筋骨

D. 导致自愈能力下降　　E. 改变体质类型

【工确答案】D

【答题分析】邪气的侵害作用主要体现在导致生理功能失常，造成脏腑、组织的形质损害，改变体质类型。自愈能力下降属于正气的作用减退，不是邪气的侵害作用。故正确答案为 D。

8. 下列哪项**不属于**感邪即发（　　）

A. 感邪较盛　　B. 情志剧变　　C. 思虑过度

D. 毒物所伤　　E. 急性外伤

【正确答案】C

【答题分析】感邪即发是指感邪后立即发病、发病迅速之意。思虑过度属于情志内伤发病，起病缓慢，属于徐发。故正确答案为 C。

9.《素问·生气通天论》说："冬伤于寒，春必温病。"此发病类型属于（　　）

A. 感邪即发　　B. 徐发　　C. 伏而后发

D. 复发　　E. 继发

【正确答案】C

【答题分析】"冬伤于寒，春必温病"是冬天感受寒邪，到春天再发病。也就是指感受邪气后，病邪在机体内潜伏一段时间，或在诱因的作用下，过时而发病。这种发病形式称为伏而后发。故正确答案为 C。

10. 决定对某种病邪的易感性，与下列哪项关系最为密切（　　）

A. 情志因素　　B. 体质因素　　C. 邪气种类

D. 地域因素　　E. 正气强弱

【正确答案】B

【答题分析】体质因素决定对某种病邪的易感性。感受同种病邪，因体质不同，可表现出不同的证候类型；感受不同的病邪，体质相同，又可表现出相同的证候类型。故正确答案为 B。

11. 引起疾病复发的机制是（　　）

A. 新感病邪　　B. 余邪未尽　　C. 饮食不慎

D. 过于劳累　　E. 精神因素

【正确答案】B

【答题分析】复发，是指疾病初愈或疾病的缓解阶段，在某些诱因的作用下，引起疾病再度发作或反复发作的一种发病形式。引起复发的机制是余邪未尽，正虚未复，同时有诱因的作用。饮食不慎、用药不当、过度劳累、复感新邪等，均可致余邪复炽。故正确答案为 B。

12. 肝气郁结日久所致的"癥积"，此发病类型为（　　）

A. 感邪即发　　B. 复发　　C. 继发

D. 徐发　　E. 伏而后发

【正确答案】C

【答题分析】继发，是指在原发疾病的基础上，继而发生新的疾病。就是说，继发病首先有原发疾病，并且所产生的新的疾病与原发病在病理上有密切联系。故正确答案为 C。

13. 外感疾病的恢复期，若因饮食不慎致疾病复发者，此复发的类型为（ ）

A. 疾病少愈即复发　　B. 休止与复发交替　　C. 过时而发病

D. 急发与缓解交替　　E. 重感外邪致复发

【正确答案】A

【答题分析】由于余邪未尽，正气已虚，在饮食不慎、用药不当、劳累过度等诱因的作用下，可致余邪复燃，正气更虚，引起复发。这是疾病少愈即复发，多见于较重的外感性疾病的恢复期。故正确答案为A。

14. 体质因素与精神状态主要能影响人体的（ ）

A. 正气盛衰　　B. 禀赋强弱　　C. 感邪性质

D. 感邪轻重　　E. 受邪部位

【正确答案】A

【答题分析】体质强，精神状态好，气血调和，则正气盛；体质弱，情志不舒，气血不调，则正气弱。故正确答案为A。

15. 下列属于疾病基本病机的是（ ）

A. 经络病机　　B. 脏腑病机　　C. 六淫病机

D. 阴阳失调病机　　E. 内生五邪病机

【正确答案】D

【答题分析】此题主要考查基本病机的内容。基本病机是指机体对于致病因素侵袭所产生的最基本的病变反应，是病机变化的一般规律。三大基本病机是指邪正盛衰、阴阳失调和精气血津液失常。所以不包括脏腑病机和经络病机。故正确答案为D。

16. 决定病证虚实变化的主要病机是（ ）

A. 脏腑功能的盛衰　　B. 阴精阳气的盛衰　　C. 气血的盛衰

D. 正邪的盛衰　　E. 邪气的有无

【正确答案】D

【答题分析】在疾病过程中，正气和邪气处于不断的斗争过程中，发生着消长盛衰变化。随着体内邪正的消长盛衰变化，形成了疾病的虚实病机变化。故正确答案为D。

17. “大实有羸状”是指（ ）

A. 阳盛阴虚　　B. 阴盛阳虚　　C. 阴阳两虚

D. 真实假虚　　E. 真虚假实

【正确答案】D

【答题分析】“大实有羸状”是指病机的本质为“实”，但表现出“虚”的临床假象。一般是由于邪气亢盛，结聚体内，阻滞经络，气血不能外达所致，也就是真实假虚证。真虚假实证又称为“至虚有盛候”。故正确答案为D。

18.“实”的病机最根本是指（　　）

A. 体质壮实　　B. 正气旺盛　　C. 邪气亢盛

D. 病邪内生　　E. 外邪侵袭

【正确答案】C

【答题分析】此题主要考查实证的概念。所谓实，是指邪气盛，是以邪气亢盛为矛盾主要方面的病机变化。故正确答案为 C。

19. 下列选项属实证临床表现的是（　　）

A. 二便不通　　B. 神疲体倦　　C. 五心烦热

D. 面容憔悴　　E. 自汗盗汗

【正确答案】A

【答题分析】实证主要矛盾是邪气强盛，而此时正气的抗病能力未衰，能积极与邪抗争，故正邪相搏，斗争激烈，反应明显，往往出现一系列病理性反应比较剧烈的、有余的证候。以上证候只有二便不通属于实证，其余表现多见于虚证。故正确答案为 A。

20. 证候虚实的“虚”是指（　　）

A. 体质虚弱　　B. 气血虚　　C. 正气不足

D. 邪留伤正　　E. 精气虚

【正确答案】C

【答题分析】此题主要考查虚证的概念。所谓虚，是指正气不足，是以正气虚损为矛盾主要方面的病机变化。正气不足是判断虚证的关键。故正确答案为 C。

21. 下列选项属虚证临床表现的是（　　）

A. 面红目赤　　B. 精神亢奋　　C. 烦躁不宁

D. 二便失禁　　E. 疼痛剧烈

【正确答案】D

【答题分析】虚证是以正气虚损为矛盾主要方面的一种病理状态，对于致病邪气的斗争无力，常表现一系列虚弱、衰退和不足的证候。选项 A、B、C、E 都属于反应剧烈的表现，多见于实证。故正确答案为 D。

22. 邪气亢盛，结聚于内，阻滞经络，气血不能外达所形成的病机是（　　）

A. 真实假虚　　B. 由实转虚　　C. 实中夹虚

D. 真虚假实　　E. 因虚致实

【正确答案】A

【答题分析】此题错误的主要原因是没有掌握真实假虚证的病机。“邪气亢盛，结聚于内”说明疾病的实质是实证，“气血不能外达”就会出现不足的表现，因此病机为真实假虚。故正确答案为 A。

23. 正气虚弱，脏腑经络之气不足，推动、激发功能减退所形成瘀血、痰饮等闭塞不通的病机是（ ）

A. 真实假虚　　B. 由寒转热　　C. 热中夹寒

D. 真虚假实　　E. 因实致虚

【正确答案】D

【答题分析】“正气虚弱，脏腑经络之气不足”之证应为虚证，“推动、激发功能减退”就会导致病理产物的聚集。这种病证本质为“虚”，但表现出“实”的临床假象，因此为真虚假实。故正确答案为D。

24. 疾病后期，或遗留某些后遗症的病机是（ ）

A. 正盛邪退　　B. 邪去正虚　　C. 邪盛正虚

D. 邪正交争　　E. 正虚邪恋

【正确答案】E

【答题分析】若正气大虚、余邪未尽，致使疾病处于缠绵难愈的病理过程，称为正虚邪恋。一般多见于疾病后期，且是多种疾病由急性转为慢性，或慢性病久治不愈，或遗留某些后遗症的主要原因之一。故正确答案为E。

25. 阳偏胜的主要病机是（ ）

A. 脏腑功能障碍　　B. 病理性代谢产物积聚

C. 功能亢奋，热量过剩　　D. 阴不制阳，阳相对偏亢

E. 阴液不足，火热内生

【正确答案】C

【答题分析】阳偏胜是指机体在疾病过程中所出现的阳气病理性偏盛、功能亢奋、机体反应性增强、热量过剩的病理状态。故正确答案为C。

26. “阴盛则寒”的证候性质是（ ）

A. 假热证　　B. 假寒证　　C. 虚寒证

D. 实寒证　　E. 阴盛伤阳证

【正确答案】D

【答题分析】此题主要考查阴盛则寒的病机特点。阴盛是阴气的绝对亢盛，其病机特点多表现为阴盛而阳未虚的实寒证。故正确答案为D。

27. 阳气不足，可发于五脏六腑，其最重要的是（ ）

A. 肾阳虚　　B. 心阳虚　　C. 肺阳虚

D. 肝阳虚　　E. 脾阳虚

【正确答案】A

【答题分析】阳气不足，可发于五脏六腑，但一般以肾阳虚衰最为重要。因为肾阳为诸阳之本，“五脏之阳气，非此不能发”，所以肾阳虚衰（命门之火不足）在阳气偏衰的病机中占有极

其重要的地位。故正确答案为 A。

28. 阴偏衰的主要病机是（　　）

A. 阳气亢盛，阴气相对不足　B. 阳热盛极，格阴于外

C. 阳气亢盛，耗伤精血津液　D. 人体阴气不足，功能虚性亢奋

E. 阴液亏损，阳气化生亦不足

【正确答案】D

【答题分析】阴偏衰，是指机体阴气不足，凉润、宁静、抑制等功能减退，出现代谢相对增快，功能虚性亢奋，产热相对增多的病理状态。选项 E 属于阴阳互损。故正确答案为 D。

29. 阴气不足，可见于五脏六腑，其最主要的是（　　）

A. 心阴虚　B. 脾阴虚　C. 肾阴虚

D. 胃阴虚　E. 肝阴虚

【正确答案】C

【答题分析】阴气不足，可见于五脏六腑，但一般以肾阴亏虚为主。肾阴为诸阴之本，“五脏之阴气，非此不能滋”，所以肾阴不足在阴偏衰的病机中占有极其重要的地位。故正确答案为 C。

30. 阴损及阳是指（　　）

A. 阴虚不能制约阳气　B. 阴盛于内，格阳于外

C. 阴气亏虚，阳无以化生，阳亦亏虚　D. 阴盛伤阳，阳气受损

E. 阴气盛极，阳气浮越于外

【正确答案】C

【答题分析】此题主要考查阴损及阳的概念。阴损及阳，是指由于阴气亏损，累及阳气生化不足，从而在阴虚的基础上又导致了阳虚，形成了以阴虚为主的阴阳两虚的病理状态。故正确答案为 C。

31. 容易发生阴阳互损的脏是（　　）

A. 心　B. 肝　C. 肾

D. 脾　E. 肺

【正确答案】C

【答题分析】此题错误的原因是没有掌握肾阴和肾阳对于脏腑的作用。由于肾为五脏阴阳之本，故无论阴虚或阳虚，多在损及肾之阴阳及肾本身阴阳失调的情况下，才易于发生阴阳互损的病理变化。故正确答案为 C。

32. 阴阳不相维系，可出现（　　）

A. 阳胜则热，阴胜则寒　B. 阳虚则寒，阴虚则热

C. 阴盛格阳，阳盛格阴　D. 阴损及阳，阳损及阴

E. 阴虚阳亢，阳虚阴盛

【正确答案】C

【答题分析】此题考查的内容是阴阳格拒。阴阳不相维系的原因在于阴阳双方的对立排斥，即阴或阳的一方偏盛或偏衰至极，壅遏于内，将另一方排斥格拒于外，从而出现真寒假热或真热假寒的复杂病变。故正确答案为C。

33. 邪热内伏，反见四肢厥冷的病机是（　　）

A. 阳盛则阴病　　B. 阴盛则寒　　C. 阳虚则寒

D. 阴损及阳　　E. 阳盛格阴

【正确答案】E

【答题分析】阳盛于内是疾病的本质，但由于格阴于外，故可在原有壮热、面红、气粗、烦躁、舌红、脉数大有力等邪热内盛表现的基础上，又现四肢厥冷、脉象沉伏等假寒之象。故正确答案为E。

34. 阴寒之邪壅盛于内，逼迫阳气浮越于外的病机变化是（　　）

A. 阴盛格阳　　B. 阴损及阳　　C. 阳盛格阴

D. 阳损及阴　　E. 阴盛耗阴

【正确答案】A

【答题分析】寒盛于内是疾病的本质，由于排斥阳气于外，可在原有面色苍白、四肢逆冷、精神萎靡、畏寒蜷卧、脉微欲绝等寒盛于内表现的基础上，又出现面红、烦热、口渴、脉大无根等假热之象。故正确答案为A。

35. 大出血时突然出现面色苍白，大汗淋漓，四肢厥冷，晕厥，脉微欲绝，为（　　）

A. 气虚失血　　B. 气随血脱　　C. 气血两虚

D. 亡阳　　E. 亡阴

【正确答案】D

【答题分析】此题错误的原因是混淆了亡阳和气随血脱的病机。大出血时出现面色苍白、大汗淋漓、四肢厥冷、晕厥、脉微欲绝，当属阳气大量脱失的亡阳。气随血脱也会出现气的脱失，但程度较轻，也没有寒热的表现。故正确答案为D。

36. 精虚最主要的病变是（　　）

A. 先天之精不足　　B. 水谷之精不足　　C. 脏腑之精不足

D. 生殖之精不足　　E. 肾精不足

【正确答案】E

【答题分析】肾是藏精的主要脏腑，肾所藏之精，以禀受于父母的先天之精为主体，加之部分后天水谷之精的充养而形成，所以精虚以肾精亏虚最为重要。故正确答案为E。

37. 下列各项偏于宗气虚表现的是（　　）

A. 倦怠乏力　　B. 精神委顿　　C. 面色㿠白

D. 动则心悸，呼吸气短　　E. 生长发育迟缓

【正确答案】D

【答题分析】此题综合考查宗气的功能和气虚的表现。宗气可贯心脉行气血，走息道行呼吸，宗气虚可见心肺功能异常，出现动则心悸、呼吸气短等症。故正确答案为D。

38. 以下哪项一般**不属于**气机失调的病机内容（　　）

A. 气滞　　B. 气逆　　C. 气陷

D. 气虚　　E. 气脱

【正确答案】D

【答题分析】气的失常，主要包括两个方面：①气的生化不足或耗散太过，形成气虚的病理状态；②气的运动失常，出现气滞、气逆、气陷、气闭或气脱等气机失调的病理变化。气虚不属于气机失调。故正确答案为D。

39. 气陷常见于（　　）

A. 脾气虚　　B. 肺气虚　　C. 肾气虚

D. 心气虚　　E. 肝气虚

【正确答案】A

【答题分析】此题主要考查气陷和脏腑的关系。气陷尤与脾气的关系密切，若素体虚弱，或病久耗伤，致脾气虚损，清阳不升，中气下陷，从而形成气虚下陷的病变。故正确答案为A。

40. 脏腑气滞病变多发生于（　　）

A. 肺、脾胃、肾　　B. 心、脾胃、肝　　C. 肝、脾胃、肾

D. 肺、脾胃、肝　　E. 肝胆、肺、肾

【正确答案】D

【答题分析】此题错误的原因是没有掌握气滞和脏腑的关系。由于肝升肺降、脾升胃降，在调整全身气机中起着极其重要的作用，故脏腑气滞以肺、肝、脾胃为多见。故正确答案为D。

41. 气逆最常发作的脏腑是（　　）

A. 肺、胃、肾　　B. 心、胃、肝　　C. 肝、胃、肾

D. 肺、胃、肝　　E. 肝、肺、肾

【正确答案】D

【答题分析】由于胃气和肺气以降为主，病理易见气逆，肝气主升主动，容易产生肝气上逆。故气逆最常见于肺、胃和肝。心气虽有心火上炎，但不属于气机逆上。故正确答案为D。

42. “上气不足”属于下列何种病变（　　）

A. 气滞　　B. 气逆　　C. 气陷

D. 气闭　　E. 气脱

【正确答案】C

【答题分析】此题主要考查气陷的内容。气陷的病理变化，主要有“上气不足”与“中气下陷”两个方面。故正确答案为C。

43. 五脏中最常见血虚证的是（　　）

A. 心、肝　　B. 心、脾　　C. 脾、肾

D. 肝、肾　　E. 心、肺

【正确答案】A

【答题分析】此题错误的原因是没有掌握脏腑和血虚证的关系。心主血，肝藏血，血虚证以心、肝血虚最为常见。心脾多见心血虚和脾气虚。故正确答案为A。

44. 下列哪一项**不是**血虚的临床表现（　　）

A. 惊悸怔忡、失眠多梦、健忘　　B. 两目干涩、视物昏花

C. 手足麻木、关节屈伸不利　　D. 妇女经少、月经愆期、闭经

E. 肌肤甲错、面色黧黑

【正确答案】E

【答题分析】全身各脏腑、经络等组织器官，都依赖于血的濡养而维持其正常的生理功能，所以血虚就会出现全身或局部的失荣失养、功能活动逐渐衰退等虚弱证候。肌肤甲错、面色黧黑等，是血液瘀滞的征象。故正确答案为E。

45. 多与气滞血瘀发病密切相关的脏腑是（　　）

A. 肝　　B. 心　　C. 脾

D. 肺　　E. 肾

【正确答案】A

【答题分析】气滞血瘀多因情志内伤、抑郁不遂、气机阻滞，而致血瘀。肝主疏泄而藏血，肝气的疏泄作用在气机调畅中起着关键作用，因而气滞血瘀多与肝失疏泄密切相关。故正确答案为A。

46. 多与气虚血瘀发病密切相关的脏腑是（　　）

A. 肝　　B. 心　　C. 脾

D. 肺　　E. 肾

【正确答案】B

【答题分析】此题主要考查气虚血瘀证的形成和脏腑的关系。心主行血，是推动血行的主要动力，所以气虚血瘀，较多见于心气不足。故正确答案为B。

47. 一般认为以下哪项**不是**导致出血的病机（　　）

A. 血瘀　　B. 血热　　C. 气虚

D. 肝不藏血　　E. 血寒

【正确答案】E

【答题分析】此题为综合性题目，要逐项分析，全面掌握病机。选项A、B、C、D四项均可导致出血。血寒多致血脉瘀阻不畅，而非导致出血。故正确答案为E。

48. 以下哪项**不属于**气与血关系失常的病理变化（　　）

A. 气滞血瘀　　B. 气不摄血　　C. 气随血脱

D. 气虚血热　　E. 气虚血瘀

【正确答案】D

【答题分析】气血关系的失调，主要有气滞血瘀、气虚血瘀、气不摄血、气随血脱以及气血两虚等方面。气虚、气滞一般不兼血热，而血热常与阳盛或阴虚有关。故正确答案为D。

49. 以下哪项**不属于**导致津液不足的原因（　　）

A. 热盛　　B. 大汗　　C. 多尿

D. 脏腑气化功能减退　　E. 气滞

【正确答案】E

【答题分析】导致津液不足的原因主要有3个方面：①热邪伤津；②丢失过多；③生成不足。气滞多致津液停聚而生痰饮，但不引起津液不足。故正确答案为E。

50.《金匮要略心典》说："吐下之余，定无完气。"其病机是（　　）

A. 气不固津　　B. 气随津脱　　C. 脾胃气虚

D. 中气下陷　　E. 气不生津

【正确答案】B

【答题分析】此题主要考查气和津液的关系。"吐下之余，定无完气"说明频繁而大量的呕吐、泄泻，皆可使气随津液的耗伤而脱失。故正确答案为B。

51. 津亏血瘀的病机是（　　）

A. 津少不能化血　　B. 血瘀不能化津　　C. 血脉瘀阻，津液停聚

D. 津液枯涸，燥热内生　　E. 津液亏耗，脉失濡润

【正确答案】E

【答题分析】津亏血瘀，主要指津液耗损导致血行郁滞不畅的病理状态。津液大量亏耗，则血量减少，血液循行滞涩不畅，从而发生血瘀之病变。故正确答案为E。

52. "内生五邪"理论属于是（　　）

A. 病因　　B. 发病　　C. 病机

D. 治则　　E. 预防

【正确答案】C

【答题分析】此题错误的原因是没有掌握内生五邪的属性。内生"五邪"由脏腑及精气血津液功能失常而产生，属内伤病的病机。外感六淫由自然界的气候变化失常而产生，属于外感病的病因。故正确答案为C。

53.《临证指南医案》说"内风"产生的机制是（　　）

A. 体内气机之逆乱　　B. 身中阳气之变动　　C. 体内阴血之不足

D. 体内筋脉之失养　　E. 体表络脉之失濡

【正确答案】B

【答题分析】内风，是指疾病发展过程中，主要因为阳盛，或阴虚不能制阳，阳升无制，出现动摇、眩晕、抽搐、震颤等类似风动的病理状态。体内筋脉的变动属于内风的表现。故正确答案为B。

54. 临床见肢体麻木不仁、筋肉跳动，其病机是（　　）

A. 肝阳化风　　B. 血虚生风　　C. 寒从中生

D. 湿浊内生　　E. 热极生风

【正确答案】B

【答题分析】此题考查的是对风气内动4种病机的鉴别。血虚生风多因生血不足或失血过多，或久病耗伤精血，致筋脉失养，可见筋肉跳动、肢体麻木不仁等表现。故正确答案为B。

55. 阴虚风动的病因是（　　）

A. 生血不足或失血过多　　B. 久病耗血或年老精亏　　C. 产后恶露日久不净

D. 热病后期，阴津亏损　　E. 水不涵木，浮阳不潜

【正确答案】D

【答题分析】阴虚风动，多见于热病后期，津液和阴气大量亏损，或由于久病耗伤，津液及阴气亏虚所致。故正确答案为D。

56. 下列哪项**不属于**“寒从中生”的病理表现（　　）

A. 面色淡白　　B. 畏寒喜热　　C. 口咽干燥

D. 手足不温　　E. 舌苔白滑

【正确答案】C

【答题分析】此题考查的是对寒从中生临床表现的掌握。寒从中生是指机体的阳气虚衰，温煦气化功能减退，虚寒内生，或阴寒之气弥散的病理状态，其临床表现以畏寒肢冷、精神萎靡不振、水湿痰饮积聚，或人体的分泌物、排泄物质稀、色白等，如痰、涕、唾等稀薄清冷。可简单记忆成“寒、静、湿、稀、白”5个字。口咽干燥多是体内津液耗伤而干燥失润的表现，病机多为燥。故正确答案为C。

57. 湿浊内生主要责之何脏功能障碍（　　）

A. 心　　B. 肝　　C. 脾

D. 肺　　E. 肾

【正确答案】C

【答题分析】湿浊内生是指由于脾的运化水液功能障碍而引起湿浊蓄积停滞的病理状态。由于内生之湿多因脾虚，故又称之为脾虚生湿。故正确答案为C。

58. 外燥和内燥皆常见于何脏（　　）

A. 心　　B. 肝　　C. 脾

D. 肺　　E. 肾

【正确答案】D

【答题分析】燥邪为干涩之病邪，最易损伤津液。肺为娇脏，喜润恶燥。故燥邪外受或内生皆易损伤肺津。故正确答案为D。

59. 下列哪项**不属于**内火（　　）

A. 寒郁化火　　B. 五志化火　　C. 阴虚火旺

D. 热陷心包　　E. 阳亢化火

【正确答案】D

【答题分析】此题主要考查火热内生的病机。火热内生的病机主要有：阳气过盛化火、邪郁化火、五志过极化火和阴虚火旺。热陷心包是外感热邪内陷心包，不属火热内生。故正确答案为D。

60. 外感病的基本传变形式是（　　）

A. 六经传变　　B. 三焦传变　　C. 卫气营血传变

D. 表里传变　　E. 脏腑传变

【正确答案】D

【答题分析】外感病发于表，其病位主要是自表入里、由浅而深或向相反方向传变。所以说，外感病的基本传变形式是表里之间的传变。故正确答案为D。

（二）多项选择题

1. 复发的诱因主要有（　　）

A. 食复　　B. 劳复　　C. 药复

D. 重感致复　　E. 情志致复

【正确答案】ABCDE

【答题分析】此题考查复发的诱因。复发诱因常见的有感受外邪致复、饮食不节致复、过劳致复、药物调理失当致复、情志因素致复。故本题全选。

2. 发病类型主要包括（　　）

A. 继发　　B. 伏而后发　　C. 感邪即发

D. 复发　　E. 徐发

【正确答案】ABCDE

【答题分析】此题考查发病类型的内容。如果不能掌握就会漏答。发病类型主要包括感邪即发、徐发、伏而后发、继发、复发。故本题全选。

3. 影响发病的环境因素主要有（　　）

A. 生活环境　　B. 工作环境　　C. 社会环境

D. 情志因素　　E. 气候因素

【正确答案】ABCE

【答题分析】此题错误的原因是审题不仔细，题干只是问到了环境因素，所以不包括情志因素，虽然这也属于影响发病的因素，但不是环境因素。故正确答案为 ABCE。

4. 下列哪些可以称为邪气（ ）

A. 六淫、疠气　　B. 痰饮、瘀血　　C. 情志活动

D. 饮食失宜　　E. 寄生虫

【正确答案】ABDE

【答题分析】邪气包括六淫疠气、痰饮瘀血、饮食失宜、寄生虫等。情志失常使人致病为邪气，正常的情志活动不能称为邪气。故正确答案为 ABDE。

5. 邪气的侵害作用可表现为（ ）

A. 功能失常　　B. 形质损害　　C. 决定发病

D. 影响病性　　E. 改变体质

【正确答案】ABE

【答题分析】邪气的侵害作用具体表现为导致生理功能的失常、脏腑组织的形质损害，并可改变个体的体质特征。邪正的斗争影响发病与否，影响病性取决于邪气的性质。故正确答案为 ABE。

6. 体质因素对发病的影响表现为（ ）

A. 影响发病倾向　　B. 对病邪的易感性　　C. 影响证候类型

D. 影响病位病情　　E. 影响发病性质和特点

【正确答案】ABC

【答题分析】此题主要考查体质对发病的影响。体质是正气盛衰的体现，决定着发病的倾向、对某种病邪的易感性、某些疾病发生的证候类型。邪气影响病情病位、发病的性质和特点。故正确答案为 ABC。

7. 正气的作用表现为（ ）

A. 抗邪入侵　　B. 祛邪外出　　C. 修复能力

D. 调节能力　　E. 宁静与推动

【正确答案】ABCD

【答题分析】此题错误原因在于未仔细审题。以上选项可以说都是正气的作用，但题目是关于防御作用，所以就不包括选项 E，正气的防御作用表现为抵御外邪的入侵、祛邪外出、修复调节能力、维持脏腑经络功能的协调。故正确答案为 ABCD。

8. 正气在发病中的作用表现为（ ）

A. 正虚感邪　　B. 修复祛邪　　C. 协调脏腑

D. 正虚生邪　　E. 决定证候性质

【正确答案】ADE

【答题分析】此题错误的原因是混淆了正气在发病中的作用和正气的防御作用。正气在发病

中的作用表现为正虚感邪而发病、正虚生“邪”而发病、正气的强弱决定发病的证候性质。故正确答案为ADE。

9. 感邪即发多见于（　　）

A. 感受疠气　　B. 情志剧变　　C. 毒物所伤

D. 新感外邪　　E. 外伤

【正确答案】ABCDE

【答题分析】感受疠气、情志剧变、毒物所伤、新感外邪、外伤等因素致病，易迅速导致人体的阴阳失调、脏腑组织损伤、生理功能失常或心理活动障碍而立即发病。以上选项都属于感邪即发。故本题全选。

10. 引起复发的机制是（　　）

A. 余邪未尽　　B. 用药不当　　C. 过度劳累

D. 正气未复　　E. 诱因作用

【正确答案】ADE

【答题分析】此题错误的原因是把复发的机制当作复发的原因。选项B、C都是复发的原因。引起复发的机制是余邪未尽、正虚未复，在各种诱因的作用下，均可致余邪复炽、正气更虚，而使疾病复发。故正确答案为ADE。

11. 复发的主要类型为（　　）

A. 疾病少愈即复发　　B. 休止与复发交替　　C. 两经同时受邪

D. 急发与缓解交替　　E. 一证未了又见另证

【正确答案】ABD

【答题分析】此题选错的原因是混淆了复发的类型和发病类型。复发的主要类型为疾病少愈即复发、休止与复发交替、急性发作与慢性缓解交替。两经同时受邪为合病，一证未了又见另一证为并病。故正确答案为ABD。

12. 引起徐发的因素有（　　）

A. 思虑过度　　B. 房室不节　　C. 感受湿邪

D. 忧愁不解　　E. 饮食失宜

【正确答案】ABCD

【答题分析】思虑过度、房室不节、感受湿邪、忧愁不解、嗜酒成癖诸因素易引起机体渐进性病理改变，不断积累，而逐渐出现临床症状，致徐发。饮食失宜有可能是疾病立即发作，因此不属于徐发。故正确答案为ABCD。

13. 邪正盛衰可以说明疾病（　　）

A. 阴阳转化的机制　　B. 转归预后的机制　　C. 虚实变化的机制

D. 疾病发生的机制　　E. 阴阳格拒的机制

【正确答案】BCD

【答题分析】邪正的消长盛衰，可以产生比较单纯的虚或实病理，邪正双方的斗争变化还对疾病转归起着决定性的作用。邪正盛衰还关系着疾病的发生机制。故正确答案为 BCD。

14. 疾病的转归，取决于邪正的盛衰，其病理变化包括（ ）

A. 正胜邪退　　B. 邪胜正衰　　C. 邪正相持

D. 正虚邪恋　　E. 邪去正衰

【正确答案】ABCDE

【答题分析】正胜邪退，疾病趋向于好转和痊愈；邪胜正衰，则疾病趋向于恶化，甚则导致死亡；若邪正力量相持不下，则疾病趋向慢性化；若正气大虚，余邪未尽，致使疾病处于缠绵难愈的病理过程。正气虽能胜邪，但受损较重，亦可见邪去正衰的转归。故本题全选。

15. 下列属于虚实错杂病机的有（ ）

A. 虚中夹实　　B. 实中夹虚　　C. 上实下虚

D. 下实上虚　　E. 表寒里热

【正确答案】ABCD

【答题分析】虚实错杂有虚中夹实和实中夹虚两种情况，如果从病位来分析虚实错杂的病机，又有表里、上下等虚实不同的错杂证候，如表实里虚、里实表虚、上实下虚、下实上虚等。表寒里热属寒热错杂，不属于虚实错杂。故正确答案为 ABCD。

16. 下列符合阴偏胜病机特点的是（ ）

A. 阴气病理性偏盛　　B. 常伴阳气不足　　C. 功能抑制

D. 阳不制阴，寒从内生　　E. 属实寒证

【正确答案】ABCE

【答题分析】阴偏胜是指机体在疾病过程中所出现的一种阴气病理性偏盛、功能抑制、热量耗伤过多的病理状态。其病机特点多表现为阴盛而阳未虚的实寒证。故正确答案为 ABCE。

17. 下列属于阴偏衰病机特点的有（ ）

A. 阴气不足　　B. 凉润、宁静功能减退　　C. 阳气相对亢盛

D. 虚热证　　E. 功能虚性亢奋

【正确答案】ABCDE

【答题分析】阴偏衰，是指机体阴气不足，凉润、宁静的功能减退，阴不制阳，导致阳相对偏盛，从而出现虚热、干燥及虚性兴奋的症状。其病机特点多表现为阴气不足，阴不制阳，阳气相对偏盛的虚热证。故本题全选。

18. 形成亡阳的因素有（ ）

A. 过用汗法或汗出过多　　B. 邪盛正衰，正不敌邪

C. 亡阴　　D. 寒湿伤表

E. 慢性消耗疾病，长期大量耗散阳气

【正确答案】ABCE

【答题分析】亡阳可因汗出过多，吐、利无度，津液过耗，阳气外脱；或由于素体阳虚，正气不足，劳伤过度，阳气消耗过多所致。亦可因慢性消耗疾病，长期大量耗散阳气，终至阳气亏损殆尽，而出现亡阳。亡阴则阴阳互损也可致亡阳。寒湿伤表，多影响卫阳，不会形成亡阳。故正确答案为 ABCE。

19. 引起亡阴的主要因素有（　　）

A. 邪热久留伤阴　B. 热邪炽盛耗阴　C. 大量消耗阴气

D. 疲劳过度，损伤正气　E. 亡阳

【正确答案】ABCE

【答题分析】亡阴多由于热邪炽盛，或邪热久留，大量煎灼津液和耗伤阴气所致。也可由于长期大量耗损阴气，日久导致亡阴者。此外，阳亡则阴无以化生而耗竭，故亡阳亦可以迅速导致亡阴。故正确答案为 ABCE。

20. 气机失调可以出现（　　）

A. 血行迟缓　B. 昏厥　C. 津液停滞

D. 血上溢　E. 形成瘀血、痰饮

【正确答案】ABCDE

【答题分析】气滞可引起血瘀、水停形成痰饮、瘀血；气逆则可导致血随气逆则血上溢。气闭可导致昏厥。故正确答案为 ABCDE。

21. 气的运动上升太过或上升不及，是指（　　）

A. 气闭　B. 气陷　C. 气滞

D. 气逆　E. 气脱

【正确答案】BD

【答题分析】气的上升不足是指气陷，以气虚升举无力而下陷为特征的一种病理状态。气逆，指气上升太过的病理状态。气闭和气脱属于气机出入异常。故正确答案为 BD。

22. 气脱证可见（　　）

A. 面色苍白，汗出不止　B. 目闭口开　C. 全身瘫软，手撒

D. 二便失禁　E. 脉微

【正确答案】ABCDE

【答题分析】此题主要考查气脱的临床表现。气脱可见面色苍白，汗出不止，目闭口开，全身瘫软，手撒，二便失禁，脉微欲绝或虚大无根等症。故本题全选。

23. 血虚证可见（　　）

A. 面色不华　B. 爪甲色淡　C. 头目眩晕

D. 手足麻木　E. 口唇青紫

【正确答案】ABCD

【答题分析】血虚者气亦弱，故血虚除见失于滋荣的征象外，多伴气虚症状，常见面色淡白

或萎黄、唇舌爪甲色淡无华、神疲乏力、头目眩晕、心悸不宁、脉细等临床表现。口唇青紫则多是血瘀证的征象。故正确答案为ABCD。

24. 气滞血瘀证可见（ ）

A. 胀满疼痛 B. 癥瘕积聚 C. 瘀斑

D. 神疲乏力 E. 少气懒言

【正确答案】ABC

【答题分析】气滞血瘀在临床上多见胸胁胀满疼痛、瘕聚、癥积、瘀斑等病症。神疲、懒言则属气虚证的表现。故正确答案为ABC。

25. 属于津液不足的症状有（ ）

A. 口鼻干燥 B. 皮肤燥裂 C. 毛发枯槁

D. 手足震颤 E. 形体消瘦

【正确答案】ABCDE

【答题分析】食伤中而致呕吐、泄泻或吐泻交作，损失大量津液者，可见口干舌燥、皮肤干涩而失去弹性，属于伤津；热病后期或久病伤阴，所见到的形瘦骨立，肌肤毛发枯槁，或手足震颤、肌肉瞤动、舌光红无苔或少苔，则属于脱液的临床表现。故本题全选。

26. 伤津和脱液的不同有（ ）

A. 伤津未必脱液 B. 脱液必兼津伤 C. 脱液重于伤津

D. 伤津重者可见气随津脱的危急证候 E. 脱液较难恢复

【正确答案】ABCDE

【答题分析】伤津主要是丢失水分，伤津未必脱液；脱液不但丧失水分，更损失精微营养物质，故脱液必兼津伤。从病情轻重而论，脱液重于伤津，液脱乃津伤之甚。津易伤亦易补充，而液一般不易损耗，一旦亏损则较难恢复。但津伤可暴急发生，并可突然陷于气随津泄，甚至气随津脱的重危证候。故本题全选。

27. 下列属于津液输布障碍原因的有（ ）

A. 三焦水道失于通利 B. 肺宣发肃降功能障碍 C. 肝疏泄功能失调

D. 脾运化功能障碍 E. 膀胱气化不利

【正确答案】ABCD

【答题分析】引起津液输布障碍的原因很多，如肺失宣发和肃降；脾失健运，运化水液和散精功能减退；肝失疏泄，则气机不畅，气滞而致津液停留；三焦的水道不利，不仅直接影响津液的环流，而且影响津液的排泄。而膀胱气化不利主要影响的是津液的排泄障碍。故正确答案为ABCD。

28. 下列属于津液输布和排泄障碍的有（ ）

A. 湿浊困阻 B. 痰饮凝聚 C. 水液潴留

D. 少汗或无汗 E. 尿少或无尿

【正确答案】ABCDE

【答题分析】津液的输布障碍，可导致津液在体内运行迟缓，或在体内某一局部发生滞留，因而津液不化，水湿内生，酿痰成饮。津液的排泄障碍，主要是指津液转化为汗液和尿液的功能减退，可导致少汗或无汗、尿少或无尿。故本题全选。

29. 形成肝阳化风的原因包括（　　）

A. 邪热炽盛　　B. 肝肾阴虚　　C. 肝血不足

D. 感受风邪　　E. 肝阳亢盛

【正确答案】BE

【答题分析】肝阳化风主要因为肝阳亢盛，或肝肾阴虚，阴虚不能制阳，阳升无制而形成动风的病机变化。感受风邪属外风，脾土虚败虽可致风气内动但不属肝阳化风。故正确答案为 BE。

30. 下列属于内风病机的有（　　）

A. 肝阳化风　　B. 血虚生风　　C. 阴虚风动

D. 热极生风　　E. 血燥生风

【正确答案】ABCDE

【答题分析】内风主要有肝阳化风、热极生风、阴虚风动、血虚生风等，此外，尚有血燥生风。故本题全选。

31. 内寒主要与下列哪些脏腑的阳虚有关（　　）

A. 脾　　B. 肾　　C. 肺

D. 肝　　E. 心

【正确答案】AB

【答题分析】脾为气血生化之源，脾阳能达于肌肉四肢。肾阳为人身阳气之根，能温煦全身脏腑组织。故脾肾阳气虚衰，则温煦失职，最易表现出虚寒之象，而尤以肾阳虚衰为关键。故正确答案为 AB。

32. 下列属“寒从中生”的有（　　）

A. 寒邪直中　　B. 阳气虚衰，温煦失职，阳不制阴

C. 过食生冷，寒湿停聚　　D. 阳不化阴，水湿痰浊壅盛

E. 肾气不化，尿频、便溏、涕唾清稀

【正确答案】BDE

【答题分析】寒从中生，是指机体阳气虚衰，温煦、推动功能减退，虚寒内生，或阴寒之邪弥漫的病理状态。阳气虚衰，温煦失职，或阳不化阴，水湿痰浊壅盛，或肾阳不化，尿频、便溏、涕唾清稀等都属于寒从中生。而过食生冷、寒湿停聚和寒邪直中则属于外寒侵袭所致。故正确答案为 BDE。

33. 下列属于内湿的有（ ）

A. 气候潮湿　B. 居处阴湿　C. 脾虚水湿失运

D. 涉水冒雨　E. 肾虚水湿不化

【正确答案】CE

【答题分析】脾的运化功能和输布津液的功能障碍，可导致湿浊蓄积停滞的病理状态，而肾阳虚衰，也可导致水湿不化，湿浊内生，这两者均属内湿，而其余三项皆属外湿病因。故正确答案为 CE。

34. 下列属于“内火”的有（ ）

A. 胃火　B. 心火　C. 虚火

D. 五志之火　E. 壮火

【正确答案】ABCDE

【答题分析】火热内生的病机主要有以下几个方面：阳气过盛化火、邪郁化火、五志过极化火、阴虚火旺。内生火热，从病位而言有心火、肝火、肾火（相火）及胃火等。病理性的阳气过亢称为“壮火”，属内生火热。故本题全选。

35. 内燥病变常发生的脏腑有（ ）

A. 心　B. 肺　C. 胃

D. 肝　E. 大肠

【正确答案】BCE

【答题分析】内燥病变常发生于肺、胃、大肠，临床除多见肌肤干燥不泽、口燥咽干、鼻干等症状外，若燥在肺，则多伴见干咳无痰；若燥在胃，则食少，舌光红无苔；若燥在大肠，或见便秘等症状。故正确答案为 BCE。

（三）名词解释

1. 正气

【正确答案】正气与邪气相对而言，即人体正常功能活动的统称，泛指人体精气血津液等生命物质和脏腑经络等生理功能及所产生的各种维护健康的能力，即自我调节能力、适应环境能力、抗病防病能力和康复自愈能力等。

【易错答案】没有回答是相对邪气而言。

【答题分析】回答不完整或不全面。正气的概念关键词是能力，记清正气的 4 个能力，可编成七言歌诀快速、简单地记忆，“正气相对邪气言，各种功能要健全。自我调节适环境，抗病防病保康复”。

2. 邪气

【正确答案】邪气泛指各种致病因素。包括存在于自然界或由人体内产生的各种致病因素，如六淫、疠气、痰饮、瘀血、情志内伤等。

【易错答案】缺少病因。

【答题分析】邪气的概念除了要求答出各种致病因素之外，还要举例说明哪些病因，回答要全面完整。

3. 阴阳格拒

【正确答案】阴阳格拒是指在阴阳偏盛或阴阳偏衰至极的基础上，由阴阳双方相互排斥而出现寒热真假的病机变化。

【易错答案】没有回答阴阳偏盛，或者没有回答寒热真假。

【答题分析】此题有两个关键，一个是格拒，格拒就是阴阳互相对立排斥，即阴或阳的一方盛极或衰极，壅遏于内，将另一方拒于外，迫使阴阳之间不能互相维系。二是阴阳的病变往往带有寒热的表现，而阴阳格拒也是真寒假热、真热假寒证的病机。

4. 内生“五邪”

【正确答案】内生“五邪”是指在疾病过程中，由于脏腑阴阳失调和气血津液等生理功能失常产生内风、内寒、内湿、内燥、内火的病机变化。

【易错答案】没有回答五邪的内容或没有回答属于病机。

【答题分析】“内生五邪”的概念首先是回答产生的原因，虽然冠以“五邪”之称，但是由于脏腑阴阳失调和气血津液等生理功能失常而产生的，这也是和六淫最根本的区别。其次是内容，加上“内”而成为内风、内寒、内湿、内燥、内火，统称为内生“五邪”。

（四）问答题

1. 试述邪正盛衰与证候虚实的关系。

【正确答案】邪正盛衰，是指在疾病过程中，机体的抗病能力与致病邪气之间相互斗争中所发生的盛衰变化。“邪气盛则实，精气夺则虚”。

实，是指以邪气亢盛为矛盾主要方面的病机变化。此时邪气的致病力强盛，而正气的抗病能力未衰，故正邪相搏，斗争激烈，在临床上出现一系列病理性反应比较剧烈的有余的证候。常见于外感六淫和疠气致病的初期和中期，或由于湿、痰、水饮、食积、气滞、瘀血等引起的内伤病证。

虚，是指以正气虚损为矛盾主要方面的病机变化。此时邪气已退，或仅有微邪，主要反映出机体的正气虚弱，无力与邪气抗争，表现一系列虚弱衰退的症状和体征。多见于素体虚弱，精气不充；或外感疾病的后期，以及各种慢性病证日久耗伤人体精气血津液；或因暴病吐利、大汗、亡血等使正气随津血而脱失等。

此外，如果患者同时具有邪盛和正虚两个方面的病理变化，则表现为虚实错杂证。出现以正虚为主、兼有实邪为患的虚中夹实证和以邪实为主、兼有正气虚损的实中夹虚证。在某些特殊的情况下，疾病的临床表现与其虚实本质不完全一致，还会出现“大实有羸状”的真实假虚证，或“至虚有盛候”的真虚假实证。另外，在一定条件下，病证性质还会出现由实转虚或因虚致实的虚实转化的情况。

【易错答案】虚证、实证内容回答不完整。

【答题分析】邪正盛衰的关键是“邪气盛则实，精气夺则虚”，此题回答的思路就是虚证和实证的概念、病机、原因和表现。

2. 伤津和脱液在病机和临床表现方面有何联系与区别？

【正确答案】伤津和脱液，皆为体内正常水液的丢失，在病机和临床表现方面虽有区别，但亦有联系。一般而论，伤津主要是丢失水分，伤津未必脱液；脱液不但丧失水分，更多的是损失精微营养物质，故脱液必兼津伤。从病情轻重而论，脱液重于伤津，但津伤过甚可见气随津脱的危象。

在临床表现方面，伤津因病情轻重而有不同，轻者仅见口干舌燥、便结、尿少等症，重者见目陷、螺瘪、皮肤干涩而失去弹性；甚则见目眶深陷、啼哭无泪、小便全无、精神委顿、转筋等症。危者，因血中津少而失其滑润流动之性，气随津泄而推动无力，血液循行困难，而见面色苍白、四肢不温、脉微欲绝的危象。脱液多见于热病后期或久病伤阴，形瘦骨立，大肉尽脱，肌肤毛发枯槁，或手足震颤、肌肉瞤动、唇裂、舌光红无苔或少苔，则属于脱液的临床表现。

【易错答案】回答不完整，只有区别没有联系。

【答题分析】回答此题首先要熟悉津和液的概念，通过概念分析联系和区别。由于津分布于体表，液分布于体内，所以伤津病情轻，脱液病情重。津和液的成分不同，所以伤津主要是水分的丧失，而脱液就是营养物质的丢失。

第九章　养生与防治原则

◎ **重点** ◎

1. 养生的概念：是研究增强体质，提高健康水平，预防疾病以及延缓衰老，延年益寿的理论。

2. 天年的概念：指天赋寿命或生理寿命，指人生活在适宜的环境条件下生理上所能达到的最高寿命。

3. 衰老的概念：指随着年龄的增长，机体脏腑、精气血津液神、经络等生理功能全面的、逐渐减退的生命过程。

4. 衰老发生和发展的机制：以阴阳失调、五脏虚衰、精气不足为本，以情志失调、痰瘀毒内生为标。

5. 养生的基本原则：①顺应自然；②形神共养；③保精护肾；④调养脾胃。

6. 疾病的三类：未病、欲病、已病。

7. 治未病包括：未病先防、既病防变和愈后防复。

8. 未病先防的概念：是指在疾病未发生之前，采取各种措施，增强机体的正气，消除有害因素的侵袭，以防止疾病的发生。

9. 未病先防的内容：包括扶助机体正气和防止病邪侵害两个方面。

10. 既病防变的概念：指疾病发生之后，早期诊断，早期治疗，见微知著，防微杜渐，以防止疾病的发展及传变。

11. 既病防变的内容：包括早期诊断和防止传变。

12. 愈后防复的概念：指在疾病初愈、缓解或痊愈时，要注意从整体上调理阴阳，维持并巩固阴阳平衡的状态，预防疾病复发及病情反复。

13. 治则的概念：是治疗疾病的基本原则，对临床立法、处方、遣药等具有普遍的指导意义。

14. 治法的概念：是治疗疾病的方法。

15. 治病求本的概念：是指在治疗疾病时，必须寻找出疾病的根本原因，抓住疾病的本质，并针对疾病的本质进行治疗的指导思想。

16. 正治的概念：是指采用与证候性质相反的方药进行治疗的治则。由于采用的方药或措施的性质与证候的性质相逆，如热证用寒药，故又称“逆治”。

17. 正治的适用证：适用于疾病的表象与其本质相一致的病证。

18. 正治包括：①寒者热之；②热者寒之；③虚则补之；④实则泻之。

19. 寒者热之的概念：即以热治寒。指用温热方药或具有温热功效的措施而治疗寒性病证的治法。

20. 热者寒之的概念：即以寒治热。指用寒凉方药或具有寒凉功效的措施而治疗热性病证的治法。

21. 虚则补之的概念：用补益方药或具有补益功效的措施来治疗虚性病证的治法。

22. 实则泻之的概念：是用攻伐方药或具有攻伐功效的措施来治疗实性病证的治法。

23. 反治的概念：是指顺从病证的某些表象而治的治则。由于采用的方药性质与病证中某些表象相同，故又称为“从治”。

24. 反治的适应证：疾病的表象与其本质不完全符合的病证。

25. 热因热用的概念：即以热治热，是指用温热方药或具有温热功效的措施来治疗表象为热的治法。适用于真寒假热证。

26. 寒因寒用的概念：即以寒治寒，是指用寒凉方药或具有寒凉功效的措施来治疗表象为寒的治法。适用于真热假寒证。

27. 塞因塞用的概念：即以补开塞，是指用补益、固涩方药或具有补益、固涩功效的措施来治疗具有虚性闭塞不通症状的治法。适用于真虚假实证。

28. 通因通用的概念：即以通治通，是指用通利方药或具有通利功效的措施来治疗具有实性通泻症状的治法。适用于真实假虚证。

29. 治标与治本的临床应用法则是：缓则治本、急则治标、标本兼治。

30. 缓则治本的概念：指病势缓和，病情缓慢，先治其本，本病愈而标病自除。

31. 急则治标的概念：指标病危急，先治其标，标病缓解再治本病。

32. 标本兼治的概念：指标病与本病并重，应治标与治本兼顾，是标病与本病俱急，或标病与本病俱缓之时采取的一种治则。

33. 扶正的概念：即扶正固本，指用扶持机体正气的措施，使正气充足以消除病邪，恢复健康的治则。适用于各种虚证，即所谓“虚则补之”。

34. 祛邪的概念：即祛除邪气，指用祛除病邪的措施，使邪去正复，恢复健康的治则。适用于各种实证，即所谓“实则泻之”。

35. 调整阴阳的概念：指根据机体阴阳盛衰的变化而损其有余或补其不足，使之重归于和谐平衡。

36. 调整阴阳的内容：包括损其有余和补其不足。

37. 损其有余的概念：即“实则泻之”，适用于人体阴阳失调中阴或阳偏盛有余的实证。

38. 补其不足的概念：即“虚则补之”，适用于人体阴阳失调中阴或阳偏衰的虚证。

39. 壮水之主，以制阳光：《素问·阴阳应象大论》称之为阳病治阴，适用于虚热证。

40. 益火之源，以消阴翳：《素问·阴阳应象大论》称之为阴病治阳，适用于虚寒证。

41. 阳中求阴的概念：治疗阴虚证时，在滋阴剂中适当佐以补阳药。

42. 阴中求阳的概念：治疗阳虚证时，在助阳剂中适当佐以补阴药。

43. 根据五行相生规律确立的治则是补母和泻子，即虚则补其母，实则泻其子。

44. 根据五行相克规律确立的治则是抑强和扶弱。

45. 滋水涵木的概念：是滋肾阴以养肝阴的治法，又称滋肾养肝法、滋补肝肾法。适用于肾阴亏损而肝阴不足，甚或肝阳上亢之证。

46. 培土生金的概念：是健脾益气以补益肺气的治法。适用于脾肺气虚之证。

47. 益火补土的概念：是温肾阳以补脾阳的治法，又称温肾健脾法、温补脾肾法。适用于肾阳衰微而致脾阳不振之证。

48. 金水相生的概念：是滋养肺肾之阴的治法，亦称滋养肺肾法。适用于肺肾阴虚证。

49. 抑木扶土的概念：是疏肝健脾或平肝和胃以治疗肝脾不和或肝气犯胃病证的治法，又称疏肝健脾法、调理肝脾法（或平肝和胃法）。适用于木旺乘土或土虚木乘之证。

50. 培土制水的概念：是健脾利水以治疗水湿停聚病证的治法，又称敦土利水法。适用于脾虚不运，水湿泛滥而致水肿胀满之证。

51. 佐金平木的概念：是滋肺阴清肝火以治疗肝火犯肺病证的治法，也可称为“滋肺清肝法”。适用于肝火犯肺证。

52. 泻南补北的概念：是泻心火补肾水以治疗心肾不交病证的治法，又称泻火补水法、滋阴降火法。适用于心肾不交之证。

53. 三因制宜：包括因时制宜、因地制宜、因人制宜。

54. 因时制宜的概念：根据不同季节气候的特点，制订适宜治法和方药的原则。

55. 因地制宜的概念：根据不同的地域环境特点，制订适宜治法和方药的原则。

56. 因人制宜的概念：根据患者的年龄、性别、体质、生活习惯等不同特点，制订适宜治法和方药的原则。

57. 女子的生理特点：以血为本，以肝为先天。

58. 男子的生理特点：以气为本，以肾为先天。

59. 调气包括：气虚宜补，气滞宜疏，气陷宜升，气逆宜降，气脱宜固，气闭宜开。

◎ 难点 ◎

1. 治则与治法的异同：二者既有区别，又有联系。治则是治疗疾病时指导治法的总原则，具有原则性和普遍性意义；治法是从属于一定治则的具体治疗大法、治疗方法及治疗措施，其针对性及可操作性较强，较为具体而灵活。

2. 治病求本的思想：是整体观念与辨证论治思想在治疗观中的体现，是中医学治疗疾病的主导思想。

扫码获取
同步习题

精选习题

（一）单项选择题

1. 最早提出“治未病”的书籍是（ ）

A.《黄帝内经》 B.《难经》 C.《伤寒杂病论》

D.《千金方》 E.《神农本草经》

【正确答案】A

【答题分析】治未病的思想最早见于《内经》。《素问·四气调神大论》指出：“圣人不治已病治未病，不治已乱治未乱……夫病已成而后药之，乱已成而后治之，譬犹渴而穿井，斗而铸锥，不亦晚乎。”故正确答案为A。

2. 下列**不属于**治则内容的是（ ）

A. 正治与反治 B. 治标与治本 C. 扶正祛邪

D. 调整阴阳 E. 调理脾胃

【正确答案】E

【答题分析】此题错误的原因在于混淆了治则和治法的概念。治则是治疗疾病时指导治法的总原则，具有原则性和普遍性意义。调理脾胃是针对具体病证的治疗方法，应不属于治疗原则。故正确答案为E。

3. 就病变过程中矛盾主次关系而言，其标本之划分，下列表述**错误**的是（ ）

A. 正气为本，邪气为标 B. 病因为标，症状为本

C. 先病为本，后病为标 D. 原发病为本，继发病为标

E. 脏腑病为本，肌表经络病为标

【正确答案】B

【答题分析】产生错误的原因是没有理解标本的概念，标本是个相对的名词。就邪正而言，正气为本，邪气为标；就病机与症状而言，病机为本，症状为标；就疾病先后言，旧病、原发病为本，新病、继发病为标；病因相对症状而言是本，症状为标。故正确答案为B。

4. 素体气虚，抗病力低下，反复感冒，治以（ ）

A. 急则治其标 B. 本急则先治其本 C. 缓则治其本

D. 本缓则先治其标 E. 标本兼治

【正确答案】E

【答题分析】在复杂多变的疾病过程中，常有标本主次的不同，因而治疗上就有先后缓急之分。此题主要考查标本缓急的应用。气虚为本，外感为标，单用补气则会留邪，单用解表则会伤正，故应标本兼治。故正确答案为E。

5. 下列应采用“急则治标”的是（　　）

A. 阴虚咳嗽　　B. 持续低热　　C. 大小便不通

D. 慢性胃痛　　E. 下肢水肿

【正确答案】C

【答题分析】此题主要考查急则治标的临床应用。标急的情况多出现在疾病过程中出现的急重，甚或危重症状，或卒病而病情非常严重时，如腹水严重、呼吸急促、二便不利则为标急，当急则治标。故正确答案为C。

6. 热性病变出现热象，用寒凉药来治疗，属于（　　）

A. 用热远热　　B. 用寒远寒　　C. 虚者补之

D. 热者寒之　　E. 寒者热之

【正确答案】D

【答题分析】此题考查正治的内容。常见的错误在于对热者寒之、寒者热之、用热远热等概念的混淆。热性病变出现热象，用寒凉药来治疗，属于热者寒之。故正确答案为D。

7. 用寒远寒属于（　　）

A. 扶正祛邪　　B. 因地制宜　　C. 因人制宜

D. 因时制宜　　E. 反治法

【正确答案】D

【答题分析】此题错误的原因是混淆了用寒远寒和寒因寒用的概念。用寒远寒中“远”的意思是避之；前面的“寒”是指药物之寒性，后面的“寒”是指气候之寒。即是指用寒性药时，当避其气候之寒，这是根据时令气候节律特点，来制订适宜的治疗原则，属于因时制宜。故正确答案为D。

8. 脾虚运化无力所引起的腹部胀满，宜选用的治法是（　　）

A. 通因通用　　B. 寒因寒用　　C. 热因热用

D. 塞因塞用　　E. 寒者热之

【正确答案】D

【答题分析】此题主要考查反治法的应用。脾气虚弱，出现纳呆、脘腹胀满、大便不畅时，是因为脾气虚衰无力运化所致的真虚假实证，当采用健脾益气的方药治疗，使其恢复正常的运化及气机升降，则症自减。故正确答案为D。

9. 瘀血引起的崩漏，治疗宜选用的治法是（　　）

A. 塞因塞用　　B. 通因通用　　C. 补气摄血

D. 清热凉血　　E. 热者寒之

【正确答案】B

【答题分析】瘀血内阻，血不循经所致的崩漏是真实假虚证，如用止血药，则瘀阻更甚而血难循其经，则出血难止，此时当用活血化瘀之类的通利药物，瘀去则血自归经而出血自止。属于反治法的通因通用。故正确答案为B。

10. 热因热用，系指采用温热性质的药物来治疗（　　）

A. 热证　　B. 寒证　　C. 真热假寒证

D. 真寒假热证　　E. 寒热错杂证

【正确答案】D

【答题分析】此题错误的原因在于没有掌握反治法中热因热用的概念。即以热治热，是指用热性药物来治疗具有假热征象的病证。它适用于阴盛格阳的真寒假热证。故正确答案为D。

11. 对寒因寒用的表述，下列哪项是**错误的**（　　）

A. 用寒性药物治疗真热假寒之证

B. 用寒性药物治疗阳盛格阴所致的病证

C. 用寒凉药应尽量避免在寒冷季节使用

D. 所采用方药的性质顺从疾病的假象

E. 实质上仍是逆其证候真象性质而治的治法

【正确答案】C

【答题分析】此题错误的原因是没有正确掌握寒因寒用的概念。前面的“寒”是指假寒的征象，后面的“寒”是指寒凉的药物，寒因寒用即是指用寒凉药物治疗具有假寒征象的治法。故正确答案为C。

12. 反治法是（　　）

A. 顺从疾病的病因而治　　B. 逆着疾病的假象而治　　C. 逆其疾病的现象而治

D. 顺从疾病的假象而治　　E. 顺从疾病的病机而治

【正确答案】D

【答题分析】此题错误的原因在于没有正确掌握反治法的概念。反治法又称为“从治”，是指顺从病证的外在假象而治的一种治疗原则。故正确答案为D。

13. 患者正虚邪实而正气不耐攻伐，此时应采取的治则是（　　）

A. 扶正　　B. 祛邪　　C. 祛邪扶正兼用

D. 先祛邪后扶正　　E. 先扶正后祛邪

【正确答案】E

【答题分析】此题错误的原因主要是没有掌握扶正和祛邪治则的应用。由于正虚，机体不能耐受攻伐，此时兼顾祛邪反而更伤正气，故当先扶正以助正气，待正气能耐受攻伐时再予以祛邪。故正确答案为E。

14. 下列**不属于**扶正治则指导下确定的治法（　　）

A. 发汗　　B. 滋阴　　C. 养血

D. 益气　　E. 扶阳

【正确答案】A

【答题分析】此题错误的原因在于未分清扶正和祛邪的具体治法。扶正适用于各种虚证，益气、养血、滋阴、温阳、填精、补津都是扶正治则下确立的具体治疗方法。发汗属于祛邪治则指导下确立的治法。故正确答案为 A。

15. 治疗阴阳偏衰应选用（　　）

A. 温阳散寒　　B. 损益兼用　　C. 补其不足

D. 滋阴清热　　E. 损其有余

【正确答案】C

【答题分析】此题错误的原因是没有掌握阴阳偏衰的治则。偏衰就是不足，不足者治疗当需补益，即“虚则补之”，适用于人体阴阳失调中任何一方虚损不足的病证。故正确答案为 C。

16. “壮水之主，以制阳光”是指（　　）

A. 以阳中求阴之法调整阴阳偏衰

B. 以阴中求阳之法调整阴阳偏衰

C. 以泻热之法，调整阳的偏盛

D. 以补阴之法，治疗阴虚阳亢之证

E. 以补阳之法，治疗阴虚阳亢之证

【正确答案】D

【答题分析】“壮水之主，以制阳光”是指以补阴之法，治疗阴虚阳亢之证。“益火之源，以消阴翳”是指以温阳之法，治疗阳虚阴盛之证。故正确答案为 D。

17. 治疗阴偏衰时，在滋阴剂中适当佐用扶阳药，使“阴得阳升而泉源不竭”，这可概括为（　　）

A. 阴阳并补　　B. 阴中求阳　　C. 阳中求阴

D. 扶阳消阴　　E. 滋阴制阳

【正确答案】C

【答题分析】此题主要考查阴阳互济之调补阴阳的方法。即根据阴阳互根的原理，补阳时适当佐以补阴药谓之阴中求阳，补阴时适当佐以补阳药谓之阳中求阴。故正确答案为 C。

18. 亡阴的主要原因是机体内的阴气大量亡失，治宜采取（　　）

A. 滋阴制阳　　B. 扶阳消阴　　C. 回阳救逆

D. 救阴固脱　　E. 阴中求阳

【正确答案】D

【答题分析】此题主要考查回阳救阴治则的内容。亡阳者，当回阳以固脱；亡阴者，当救阴以固脱。故正确答案为 D。

19. 扶正兼祛邪适用于（　　）

A. 以邪实为主的虚实夹杂证　　B. 以邪实为主的实证

C. 以正虚为主的虚实夹杂证　　D. 真实假虚证

E. 真虚假实证

【正确答案】C

【答题分析】此题主要考查扶正和祛邪的应用。扶正与祛邪的同时使用，即攻补兼施，适用于虚实夹杂的病证。邪扶正兼祛邪，即以扶正为主，辅以祛邪，适用于以正虚为主的虚实夹杂证。故正确答案为C。

20. 下列选项，**不属于**“因人制宜”原则的是（　　）

A. 因性别不同而用药各异　　B. 因居处环境不同而用药各异

C. 因体质不同而用药各异　　D. 因年龄不同而用药各异

E. 因老幼不同而用药各异

【正确答案】B

【答题分析】不同的患者有其不同的个体特点，应根据每个患者的年龄、性别、体质等不同的个体特点来制定适宜的治则。因居处环境而用药属于因地制宜，故正确答案为B。

21. 根据五行相克规律确立的治法是（　　）

A. 培土生金　　B. 滋水涵木　　C. 金水相生

D. 佐金平木　　E. 益火补土

【正确答案】D

【答题分析】此题考查的是根据五行相生、相克规律确立治法这一知识点的掌握。选项A、B、C、E均是根据五行相生规律确立的治法，其中益火补土法中的“火”不是指心，而是指命门之火，即肾阳，即通过温补肾阳以补脾阳，治疗肾阳虚所致脾阳不振的证候。虽然是指脾肾之间的关系，但此治法的核心是火生土的表达；佐金平木法是指通过滋肺平肝治疗木旺侮金，即肝火犯肺的病证。故正确答案为D。

22. 泻南补北法适用于（　　）

A. 肾阴虚而相火妄动　　B. 心阴虚而心阳亢　　C. 肾阴虚而心火旺

D. 肾阴虚而肝阳亢　　E. 肾阳虚而心火旺

【正确答案】C

【答题分析】此题考查的重点是对泻南补北法的理解与掌握。南方五行属火，对应的是心；北方五行属水，对应的是肾。正常情况下，心火（即指心阳）下降于肾，肾水（即指肾阴）上济于心，此所谓心肾相交，或称为水火既济；但在病理情况下，心火亢于上，肾水亏于下，形成心肾不交证，所以治疗中应泻心火、滋肾阴。故正确答案为C。

（二）多项选择题

1. “因人制宜”，主要是根据人的哪些特点来考虑治疗用药的原则（　　）

A. 生活习惯　　B. 性别　　C. 劳逸损伤

D. 年龄　　E. 体质

【正确答案】ABDE

【答题分析】此题主要考查因人制宜的内容。“因人制宜”是根据患者的性别、年龄、体质、生活习惯等不同特点来考虑治疗用药的原则。故正确答案为 ABDE。

2. 下列属于阳偏衰的治法（　　）

A. 阴病治阳　　B. 益火之源，以消阴翳　　C. 扶阳以抑阴

D. 阴中求阳　　E. 温散阴寒

【正确答案】ABCD

【答题分析】此题主要考查阳偏衰的治法。阴病治阳、“益火之源，以消阴翳”、扶阳以抑阴及阴中求阳均适用于阳偏衰的治疗。温散阴寒适用于阴偏盛的实寒证。故正确答案为 ABCD。

3. 下述属于“补其不足”方法的有（　　）

A. 回阳救阴　　B. 壮水之主，以制阳光　　C. 益火之源，以消阴翳

D. 阴阳并补　　E. 阳中求阴

【正确答案】ABCDE

【答题分析】此题主要考查补其不足的内容，对于阴阳的虚证都选择补其不足的治则，以上均属于治疗阴阳虚证的治则。故本题全选。

4. 下述哪些情况应先祛邪后扶正（　　）

A. 邪盛为主　　B. 正虚为主

C. 正虚不甚而邪势方张，正气尚能耐攻　　D. 实证

E. 虚实皆甚而正气不耐攻伐者

【正确答案】AC

【答题分析】先祛邪后扶正，适用于邪盛为主而兼正虚，或正虚不甚而邪势方张，正气尚能耐攻者。故正确答案为 AC。

5. 从治适用于（　　）

A. 脾虚腹胀　　B. 肾虚尿闭　　C. 肺虚多汗

D. 瘀血崩漏　　E. 阴盛格阳证

【正确答案】ABDE

【答题分析】从治就是反治法，包括塞因塞用、通因通用、热因热用、寒因寒用。脾虚腹胀与肾虚尿闭均可应用塞因塞用之法，瘀血崩漏应使用通因通用之法，而阴盛格阳证则应使用热因热用法，此四者均属于从治法。肺虚多汗属疾病的外在征象与内在本质一致的虚证，应采用虚者补之的正治法。故正确答案为 ABDE。

6. 下列应先治其标的病症有（　　）

A. 剧痛　　B. 大出血不止者　　C. 肝病基础上腹水严重

D. 食积所致腹满者　　E. 尿闭

【正确答案】ABCE

【答题分析】此题出错的原因在于未分清急症和缓症。标急的情况多出现在疾病过程中出现的急重，甚或危重症状，或卒病而病情非常严重时，剧痛、大出血不止者、腹水严重、尿闭都

属于急症，需要治其标。故正确答案为ABCE。

7. 就基本治则而言，主要包括（　　）

A. 正治与反治　　B. 治标与治本　　C. 扶正与祛邪

D. 治病求本　　E. 三因制宜

【正确答案】ABCE

【答题分析】此题出错的原因是没有分清指导思想和治则的关系。治病求本是整体观念与辨证论治思想在治疗观中的体现，是中医学治疗疾病的主导思想。而正治与反治、治标与治本、扶正与祛邪、调整阴阳、调理精气血津液、三因制宜等，则是在治病求本的主导思想指导下的治疗原则。故正确答案为ABCE。

8. 形体锻炼可（　　）

A. 促进血脉流通　　B. 强壮肌肉筋骨　　C. 促使脏腑功能旺盛

D. 调畅人体气机　　E. 保精以护肾

【正确答案】ABCD

【答题分析】形体锻炼可起到促进血脉流通、强壮肌肉筋骨、促使脏腑功能旺盛、调畅人体气机等作用，但保精以护肾是养生的内容，主要与合理的性生活有关。故正确答案为ABCD。

9. 中医养生学的各种方法，可以起到的作用有（　　）

A. 病体康复　　B. 预防疾病　　C. 增强体质

D. 调摄身心　　E. 延年益寿

【正确答案】ABCDE

【答题分析】中医养生学的各种方法，可以起到有益于病体康复、预防疾病、增强体质、维护身心健康、延年益寿等作用。故本题全选。

10. 下列属于补其不足治疗的有（　　）

A. 阳损及阴　　B. 阴损及阳　　C. 阴虚

D. 阳虚　　E. 阳盛格阴

【正确答案】ABCD

【答题分析】补其不足，即“虚则补之”，适用于人体阴阳中任何一方虚损不足的病证。阳损及阴、阴损及阳、阴虚、阳虚均属于虚损，故应补其不足。阳盛格阴是真热假寒证，应使用反治法。故正确答案为ABCD。

11. “阴胜则阳病”所表现的证候，在治疗上宜采取的治法有（　　）

A. 清泻阳热　　B. 温散阴寒　　C. 佐以滋阴

D. 佐以扶阳　　E. 阴阳并补

【正确答案】BD

【答题分析】由于“阴胜则阳病”，每易导致阳气的不足，此时不宜单纯地温散其寒，还须兼顾阳气的不足，即在散寒的同时，配以扶阳之品。故正确答案为BD。

12. 阴阳互济的调补阴阳方法，包括（　　）

A. 阳病治阴　　B. 阴病治阳　　C. 阴中求阳

D. 阴阳并补　　E. 阳中求阴

【正确答案】CE

【答题分析】根据阴阳互根的原理，补阳时适当佐以补阴药谓之阴中求阳，补阴时适当佐以补阳药谓之阳中求阴。明代张介宾提出了阴中求阳与阳中求阴的治法就是阴阳互济的方法。选项A、B属于阴阳互制之调补阴阳。故正确答案为CE。

13. 阴阳互制的调补阴阳方法，包括（　　）

A. 益火之源，以消阴翳　　B. 壮水之主，以制阳光　　C. 阳病治阴

D. 阴病治阳　　E. 阴阳双补

【正确答案】ABCD

【答题分析】选项A、B、C、D均属于阴阳互制的调补阴阳方法，其中"益火之源，以消阴翳"即阴病治阳，适用于阳虚病证；"壮水之主，以制阳光"即阳病治阴，适用于阴虚病证。故正确答案为ABCD。

14. 寒因寒用的治法适用于（　　）

A. 阳盛格阴　　B. 真寒假热　　C. 真热假寒

D. 热厥证　　E. 阴盛格阳

【正确答案】ACD

【答题分析】此题错误的原因在于没有选择热厥证。寒因寒用是指用寒性药物来治疗具有假寒征象的病证，它适用于阳盛格阴的真热假寒证。热厥证由于里热盛极，阳气郁阻于内，不能外达于肢体起温煦作用，并格阴于外而见手足厥冷、脉沉伏之假寒之象，属于真热假寒证。故正确答案为ACD。

15. 通因通用的治法适用于（　　）

A. 脾虚腹泻　　B. 食积腹泻　　C. 肾气不固所致的小便频数

D. 瘀血引起的出血　　E. 膀胱湿热所致的尿频、尿急

【正确答案】BDE

【易错答案】AC

【答题分析】通因通用是指用通利的药物来治疗具有通泻症状的实证，适用于因实邪内阻出现通泄症状的真实假虚证。食积腹泻、瘀血引起的出血以及膀胱湿热引起的尿频、尿急，均属实性病证中出现的通泻症状，故应用通因通用之法。故正确答案为BDE。

（三）名词解释

1. 治法

【正确答案】治法是治疗疾病的方法。

【易错答案】把方法写成了原则。

【答题分析】此题关键词是治疗的方法。要求全面了解治则和治法的区别和联系。

2. 反治

【正确答案】反治是指顺从病证的某些表象而治的治则。由于采用的方药性质与病证中某些表象相同，故又称为“从治”。

【易错答案】没有答出表象。

【答题分析】所谓反治就是和正治相反的治法，正常的治疗是寒证用热药，热证用寒药。反治则是有寒象还要用寒药，那么寒象就是表象，所以答题的关键就是顺从表象的治疗原则。

3. 阳病治阴

【正确答案】阳病治阴是指当阴虚不足以制阳而致阳气相对偏亢的虚热证时，治宜滋阴以抑阳。

【易错答案】阳病理解为阳虚。

【答题分析】此题的关键就是要明白“阳病”和“阴”。“阳病”，即指虚热证。“阴”就是阴虚。虚热证的病理机制是阴气虚衰不能制阳而致阳气相对偏亢，故治宜滋阴以抑阳，即王冰所谓“壮水之主，以制阳光”。

4. 阴病治阳

【正确答案】阴病治阳是指当阳虚不足以制阴而致阴气相对偏盛的虚寒证时，治宜扶阳以抑阴。

【易错答案】阴病理解为阴虚。

【答题分析】这里的“阴病”指的是阳虚则阴气相对偏盛，治阳即补阳之意。因虚寒证的病机是阳气虚衰不能制阴而致阴气相对亢盛，故治宜温阳以消阴，即王冰所谓“益火之源，以消阴翳”。

（四）问答题

气的失调主要包括哪些治则？

【正确答案】气失调的治则主要包括：气虚宜补；气滞宜疏；气陷宜升；气逆宜降；气脱宜固；气闭宜开。

【易错答案】回答不全面或不准确。

【答题分析】此题答题的思路应首先清楚气的失调包括哪些内容，然后再具体说明每一种气失调的治则。对气虚而言，多是以补肺脾肾之气为主；气滞多与肝、肺、脾胃有关，因肝主疏泄，可调畅全身气机，故气滞尤以疏肝行气为重；气陷者适宜用升提之法，尤其是补益脾气为多；气逆者多用降气之法；对气脱之证，多以固涩与温补同用；气闭者多有清窍闭塞而昏厥，其治疗宜根据虚实寒热的情况，采用开窍醒神之法。

模拟试卷

A卷

扫码获取
同步习题

一、A1型题（每题1分，共22分）

1. 中医学第一部针灸学专著是（　）

A.《黄帝内经》　B.《肘后备急方》
C.《针灸甲乙经》　D.《针灸大成》
E.《脉经》

2. 创“戾气”理论的医家是（　）

A. 吴有性　B. 叶桂
C. 薛雪　D. 吴瑭
E. 王士雄

3. 中国古代哲学认为构成世界的物质本原为（　）

A. 阴阳　B. 五行
C. 土　D. 气
E. 水

4. 阴阳转化的前提是（　）

A. 阴阳交感　B. 阴阳对立
C. 阴阳互根　D. 阴阳消长
E. 阴阳自和

5. 下列各项，不属于六腑的是（　）

A. 胆　B. 三焦
C. 胃　D. 肝
E. 膀胱

6. 具有“生髓化血”作用的脏腑是（　）

A. 心　B. 肺
C. 胃　D. 脾
E. 肾

7. “利小便即所以实大便”治疗泄泻的理论依据是（　）

A. 小肠主泌别清浊　B. 膀胱主排泄尿液
C. 大肠主传导糟粕　D. 脾主运化
E. 肾主水

8. 上焦的生理特点是（　）

A. 如渎　B. 如渠
C. 如雾　D. 如沤
E. 如气

9. 构成人体和维持人体生命活动的最基本物质是（　）

A. 精　B. 气
C. 血　D. 津
E. 液

10. 与毛发的荣枯密切相关的物质是（　）

A. 精与气　B. 精与液
C. 精与血　D. 津与气
E. 气与血

11. 经络系统的核心是（　）

A. 十二经脉　B. 奇经八脉
C. 十五络脉　D. 浮络
E. 孙络

12. 在内踝尖上八寸以上，循行于内侧前缘的经脉是（　）

A. 脾经　B. 肝经
C. 肾经　D. 胃经
E. 心包经

13. 具有抑制、喜静、偏寒特征的体质是( )
A. 偏阳质 B. 偏阴质
C. 阴阳平和质 D. 血瘀质
E. 湿热质

14. 疠气与六淫的主要区别是( )
A. 多从皮毛而入
B. 具有强烈传染性
C. 多从口鼻而入
D. 多与季节气候有关
E. 多与地理环境有关

15. 七情影响脏腑气机，怒则( )
A. 气缓 B. 气下
C. 气上 D. 气结
E. 气乱

16. 过食咸可以导致的是( )
A. 心气偏盛 B. 肝气偏盛
C. 脾气偏盛 D. 肺气偏盛
E. 肾气偏盛

17. 下列各项，属于痰饮致病特点的是( )
A. 影响新血生成
B. 病位固定
C. 影响水液代谢
D. 多发于肝胆肾膀胱
E. 易致神气衰弱

18. 发病的重要条件是( )
A. 邪盛而正未衰
B. 邪气
C. 正气不足
D. 正气与邪气的斗争
E. 正衰邪盛

19. 阳偏衰的病机特点是( )
A. 阳气不足，阳不制阴，阴相对偏亢
B. 阴寒邪侵，伤及阳气
C. 脏腑功能减退
D. 阴寒病邪积聚，阳气受抑而不升
E. 阳气虚损导致精血津液不足

20. 气逆最常见的脏腑是( )
A. 肺脾肝 B. 胃肝肾
C. 肺胃肝 D. 心脾肝
E. 肺脾肾

21. 温热病过程中，邪势亢盛，阴液被耗，适用的治则是( )
A. 祛邪 B. 扶正
C. 扶正兼祛邪 D. 祛邪兼扶正
E. 先扶正后祛邪

22. 阳病治阴适用的证是( )
A. 虚热证 B. 实热证
C. 虚寒证 D. 实寒证
E. 真寒假热证

二、A2型题(每题1分，共2分)

23. 患者，头晕目眩，精神疲惫，腹胀满闷，便溏，泄泻等，其病机主要是( )
A. 肝失疏泄 B. 心气不足
C. 脾不升清 D. 胃不降浊
E. 肾失封藏

24. 患者，心烦失眠，眩晕耳鸣，腰膝酸软，梦遗，五心烦热，潮热盗汗，舌红少苔，脉细数，其病位是( )
A. 心脾 B. 心肾
C. 心肝 D. 脾肾
E. 肝肾

三、B1型题(每题1分，共6分)

(25~26题共用备选答案)
A. 神 B. 魂

C．魄　　D．意
E．志

25．肺藏（　）
26．肝藏（　）

（27~28题共用备选答案）

A．阳明经　　B．少阳经
C．太阳经　　D．厥阴经
E．少阴经

27．头痛在前额分经诊断多属（　）
28．头痛在两侧分经诊断多属（　）

（29~30题共用备选答案）

A．风邪
B．寒邪
C．火（热）邪
D．湿邪
E．燥邪

29．具有炎上性质的邪气是（　）
30．具有趋下性质的邪气是（　）

四、X型题（每题1分，共10分）

31．下列各项，体现人是一个有机整体的是（　）
A．形神一体观　　B．五脏一体观
C．精气神一体观　　D．上病下治
E．里病外治

32．下列各项，归属于五行“木”的是（　）
A．肝　　B．喜
C．春　　D．夏
E．风

33．下列各项，肺的生理特性是（　）
A．华盖　　B．娇脏
C．刚脏　　D．喜润恶燥
E．喜燥恶湿

34．下列各项，胆的主要生理功能是（　）
A．主受盛化物　　B．主决断
C．主贮藏胆汁　　D．主排泄胆汁
E．主受纳水谷

35．下列各项，推动血液运行的重要因素是（　）
A．脾主统血　　B．肝主藏血
C．心主血脉　　D．肝主疏泄
E．肺朝百脉

36．下列各项，被称为“一源三歧”的是（　）
A．带脉　　B．冲脉
C．任脉　　D．督脉
E．阴维脉

37．下列各项，属于体质特点的是（　）
A．个体差异性
B．形神一体性
C．相对稳定性
D．动态可变性
E．后天可调性

38．下列各项，导致瘀血形成的因素是（　）
A．气滞　　B．气虚
C．血寒　　D．血热
E．痰饮

39．下列各项，属于正气作用的是（　）
A．抵御外邪　　B．祛除病邪
C．修复调节　　D．改变体质
E．维持脏腑经络功能协调

40．下列各项，属于“治未病”思想的是（　）
A．调整阴阳　　B．未病先防
C．愈后防复　　D．扶正祛邪
E．既病防变

五、填空题（每题2分，共10分）

41．脾在液为__________，在体合__________。
42．血液化生的基础物质是______、______。

43．手阳明与＿＿＿＿＿＿为表里，足厥阴与＿＿＿＿＿为表里。

44．劳神过度最易损伤的脏是＿＿＿＿＿和＿＿＿＿＿。

45．针对临床病证中标本主次的不同，采取＿＿＿＿＿、＿＿＿＿＿、标本兼治的法则，以达到治病求本的目的。

六、名词术语解释（每题4分，共20分）

46．辨证

47．五行制化

48．心主神明

49．阴阳格拒

50．塞因塞用

七、简答题（每题5分，共20分）

51．简述阴阳的特性。

52．简述“脾在体合肉主四肢”的生理病理意义。

53．简述十二经脉的交接规律。

54．简述三因制宜的治疗原则。

八、病案分析题（10分）

55．患者，女，42岁，教师。

失眠4月余。伴多梦，头晕，时心悸，视物不清，月经量少，色淡。舌淡苔白，脉弦细。

结合上述病案，回答以下问题：

（1）说明患者病变的主要脏腑。

（2）简要分析其病机。

（3）简述其治法。

（4）根据藏象理论，患者还可以出现哪些临床症状？举例并说明之。

A卷答案解析

一、A1型题

1．C。**解析：**此题考查的是对中医学发展史上有重要学术贡献著作的掌握，特别是有关的第一部著作，一定要特别记清，这是经常涉及的考点。中医学第一部针灸学专著是《针灸甲乙经》，《肘后备急方》是中医学第一部临床急症专著，《脉经》是中医学第一部脉学专著，《针灸大成》是明代杨继洲编著的一部针灸学著作，是集明代以前的针灸学之大成，总结了明代以前针灸的主要学术经验，具有重要的临床指导价值，但不是第一部针灸学专著。故正确答案为C。

2．A。**解析：**此题考查的是对中医学发展史上有重要学术贡献医家的掌握。吴有性、叶桂、薛雪、吴瑭、王士雄这5位医家均对温病理论和实践的创新做出了卓越的贡献，但其学术各有侧重。吴有性的学术贡献是创“戾气”理论；叶桂的学术贡献是创温热病的卫气营血辨证理论；薛雪的学术贡献是创新温病理论的湿热病因理论；吴瑭的学术贡献是创立温热病的三焦辨证理论；王士雄的学术贡献是提出了“新感”“伏邪”辨证纲领，充实了温病的发病机制和辨证论治理论。故正确答案为A。

3．D。**解析：**此题考查的是对气一元论的掌握。中国古代哲学认为气是构成天地万物包括人类的共同原始物质，是构成万物的本原。故正确答案为D。

4. D。**解析：** 此题考查的是对阴阳消长的理解和掌握。阴阳转化的前提是阴阳消长，阴阳消长是量变过程，而阴阳转化是在量变基础上的质变。故正确答案为D。

5. D。**解析：** 此题考查的是对五脏和六腑分类的掌握。六腑是指胆、胃、大肠、小肠、膀胱、三焦这六个腑，肝属于五脏之一。此题的题干是选不属于六腑的选项，注意审题，即可做出正确选择。故正确答案为D。

6. E。**解析：** 此题考查的是对肾生理功能的掌握。肾具有主藏精的功能，继而又有主生长发育生殖、为脏腑之本，生髓化血、抵御外邪的生理作用。故正确答案为E。

7. A。**解析：** 此题考查的是对小肠生理功能的理解和掌握。小肠主泌别清浊，则精微和糟粕可各走其道而二便正常；若小肠的泌别清浊功能失常，清浊不分，就会出现尿少、泄泻等症。故临床治疗泄泻多采用"利小便以实大便"的治法，是小肠主泌别清浊理论的具体应用。故正确答案为A。

8. C。**解析：** 此题考查的是对三焦生理特点的掌握。"上焦"是指心肺，"如雾"是对心肺输布营养到全身作用的概括，如雾露之灌溉。中焦的生理特点是"如沤"，下焦的生理特点是"如渎"，这三句话是《灵枢·营卫生会》中的经典论述，应牢记清楚。故正确答案为C。

9. A。**解析：** 此题考查的是对精概念的掌握。精、气、血、津液均是构成人体和维持人体生命活动的基本物质，但各自的特性有所不同。精是构成人体和维持人体生命活动的最基本物质，其关键词是生命的本原。故正确答案为A。

10. C。**解析：** 此题考查的是对发为血之余的掌握。发为血之余，为肾之外华，毛发的生长、润泽等依赖于肾中精血的充养。精血旺盛，荣养头发，则毛发粗壮、浓密、有光泽；若肾精不足，则可出现年少白发、枯萎、早脱等。因此毛发的荣枯与精、血密切相关。故正确答案为C。

11. A。**解析：** 此题考查的是对经络系统构成的掌握。经络系统由经脉和络脉组成，其中经脉是经络系统的主干，是全身气血运行的主要通道，而十二经脉又是经络系统中的核心。故正确答案为A。

12. A。**解析：** 此题考查的是对十二经脉分布规律的掌握。按正立姿势，两臂自然下垂拇指向前的体位，将上下肢的内外侧分别分成前、中、后三条线。手足阳经的分布为阳明在前、少阳在中、太阳在后；手足阴经为太阴在前、厥阴在中、少阴在后。其中足三阴经在足内踝上八寸以下为厥阴在前、太阴在中、少阴在后，至内踝上八寸以上，太阴交出于厥阴之前。故正确答案为A。

13. B。**解析：** 此题考查的是对体质特征的掌握。偏阴质主要表现为功能抑制、喜热畏寒、多静少动等特点的阳虚或阴盛的体质状态，受邪后多为寒证、虚证；或多形成阴盛、阳虚之证；易发生湿滞、痰饮等证。故正确答案为B。

14. B。**解析：** 此题考查的是对疠气及六淫致病特点的掌握。六淫与疠气虽然均属于外感病邪，但六淫是风、寒、暑、湿、燥、火（热）六种外感病邪的总称，其所导致的疾病是普通外感性疾病。而疠气是一类具有强烈传染性和致病性的外感病邪的统称，种类繁多，其导致的疾病主要是疫病，具有强烈的致病性和传染性。故正确答案为B。

15. C。**解析：**此题考查的是对七情内伤对脏腑气机影响的掌握。《素问·举痛论》曰："怒则气上，喜则气缓，悲则气消，恐则气下，惊则气乱，思则气结。"故正确答案为C。

16. E。**解析：**此题考查的是对内伤病因中饮食偏嗜的掌握。五味与五脏各有一定的亲和性，《素问·至真要大论》提出："五味所入：酸入肝，苦入心，甘入脾，辛入肺，咸入肾。"故正确答案为E。

17. C。**解析：**此题考查的是对痰饮致病特点的掌握。痰饮致病的特点包括：阻滞气血运行，影响水液代谢，易于蒙蔽心神，致病广泛，变化多端。故正确答案为C。

18. B。**解析：**此题考查的是对发病原理的掌握。中医学认为发病原理在于邪正相搏，正气不足是疾病发生的内在因素，邪气是发病的重要条件，正衰邪盛是一种病机。故正确答案为B。

19. A。**解析：**此题考查的是对阳偏衰病机特点的掌握。阳偏衰是由于机体阳气不足，阳不制阴，阴相对偏亢的虚寒证，临床多表现为畏寒肢冷、小便清长、大便溏薄、舌胖苔白等症状。故正确答案为A。

20. C。**解析：**此题考查的是对脏腑气机的掌握。由于胃气和肺气以降为主，病理情况下易见胃气上逆和肺气上逆；肝气主升主动，病理情况下也容易产生肝气上逆。故气逆最常见于肺、胃和肝。心气虽有心火上炎，但不属于气机逆上。故正确答案为C。

21. D。**解析：**此题考查的是对扶正祛邪治则的运用。温热病过程中，热邪亢胜耗伤阴液，形成邪实为主的虚实夹杂证，在祛邪的同时应兼顾滋阴，应选择祛邪兼扶正的治则。故正确答案为D。

22. A。**解析：**此题考查的是对阳病治阴的理解和运用。阳病治阴是指当阴虚不足以制阳而致阳气相对偏亢的虚热证时，治宜滋阴以抑阳。此题的关键就是要理解"阳病"和"阴"的所指。"阳病"，即指虚热证。"阴"就是阴虚。虚热证的病机是阴虚不能制阳而致阳气相对偏亢，故治宜滋阴以抑阳，即王冰所谓"壮水之主，以制阳光"。故正确答案为A。

二、A2型题

23. C。**解析：**患者出现腹胀满闷，脘腹部是脾胃所居之处，腹胀闷提示脾气虚，水谷运化功能失常；便溏、泄泻提示脾气虚不能升清，而致清气从下而泻；头晕目眩、精神疲惫也是脾气虚气血生化不足，头目、清窍失养的表现。故正确答案为C。

24. B。**解析：**患者出现心悸失眠、五心烦热提示其病位在心；出现腰膝酸软、梦遗提示其病位在肾，潮热盗汗、舌红少苔、脉细数的体征多是阴虚的表现。故综合判断患者是病位在心肾的阴虚证。因此正确答案为B。

三、B1型题

25. C。**解析：**此题考查的是对五神脏的掌握。《素问·宣明五气》曰："五脏所藏，心藏神，肺藏魄，肝藏魂，脾藏意，肾藏志。"故正确答案为C。

26. B。**解析：**此题考查的是对五神脏的掌握。《素问·宣明五气》曰："五脏所藏，心藏神，肺藏魄，肝藏魂，脾藏意，肾藏志。"故正确答案为B。

27. A。**解析：**此题考查的是对经络循行分布的掌握。痛在前额者，多与阳明经有关；痛在两侧者，多与少阳经有关；痛在后头及项部，多为太阳经病变；痛在颠顶，主要与厥阴经有关。故正确答案为A。

28. B。**解析：**此题考查的是对经络循行分布的掌握。痛在前额者，多与阳明经有关；痛在两侧者，多与少阳经有关；痛在后头及项部者，多为太阳经病变；痛在颠顶者，主要与厥阴经有关。故正确答案为B。

29. C。**解析：**此题考查的是对六淫邪气性质的掌握。火邪为阳邪，其性炎上，湿邪为阴邪，其性趋下，易袭阴位。故正确答案为C。

30. D。**解析：**此题考查的是对六淫邪气性质的掌握。火邪为阳邪，其性炎上，湿邪为阴邪，其性趋下，易袭阴位。故正确答案为D。

四、X型题

31. ABC。**解析：**此题考查的是对整体观念的掌握。人体是一个有机整体，主要体现在五脏一体观、形神一体观和精气神一体观。故正确答案为ABC。

32. ACE。**解析：**此题考查的是对事物五行归类的掌握。肝、春、风均属五行中的木，喜、夏属五行中的火。故正确答案为ACE。

33. ABD。**解析：**此题考查的是对脏腑生理特性的掌握。肺的生理特性为：华盖、娇脏、肺气宣降、喜润恶燥。刚脏是肝的生理特性，喜燥恶湿是脾的生理特性。故正确答案为ABD。

34. BCD。**解析：**此题考查的是对脏腑生理功能的掌握。胆的主要生理功能为贮藏和排泄胆汁、主决断。主受盛化物是小肠的生理功能，主受纳水谷是胃的生理功能。故正确答案为BCD。

35. ABCDE。**解析：**此题考查的是对参与血液运行的脏腑的掌握。血液的运行与心主血脉，肺朝百脉，脾主统血，肝主疏泄、主藏血的功能密切相关。故正确答案为ABCDE。

36. BCD。**解析：**此题考查的是对经脉一源三歧的掌握。一源三歧是指督脉、任脉、冲脉皆起于胞中，同出于会阴，然后分前、后、侧三条路线循行。故正确答案为BCD。

37. ABCDE。**解析：**此题考查的是对体质特点的掌握。体质的特点是：①个体差异性；②形神一体性；③群类趋同性；④相对稳定性；⑤动态可变性；⑥连续可测性；⑦后天可调性。故正确答案选ABCDE。

38. ABCDE。**解析：**此题考查的是对瘀血形成因素的理解和掌握。气行则血行，气的生成不足或气的运行不畅皆可导致瘀血；若外感寒邪或阳气失于温煦，血液受寒，血液运行缓慢，可出现瘀血；若阳热亢盛，迫血妄行，血液溢出脉外也可导致瘀血；若血液中痰浊较多，血液黏稠，血行缓慢，可导致瘀血的发生。故正确答案为ABCDE。

39. ABCE。**解析：**此题考查的是对正气作用的掌握。正气具有抵御外邪、祛除病邪、修复调节、维持脏腑经络功能的协调作用。故正确答案为ABCE。

40. BCE。**解析：**此题考查的是对治未病思想的理解。治未病主要包括未病先防、既病防变和愈后防复。调整阴阳、扶正祛邪属于治则的范畴。故正确答案为BCE。

五、填空题

41. 涎、肉

解析：此题考查的是对脏腑与体、液的系统联系的掌握。这是藏象理论的重点，也是经常涉及的考点，应记牢记清。

42. 水谷精微、肾精

解析：此题考查的是对血液化生的基础物质的掌握。简单地讲，血是由精所化生的，而精又有先天之肾精和后天之水谷精微的区别。因此，血化生的物质基础就是水谷精微和肾精。

43. 手太阴、足少阳

解析：此题考查的是对十二经脉表里关系的掌握。手阳明大肠经与手太阴肺经是一对表里经脉；足厥阴肝经与足少阳胆经是一对表里经脉。

44. 心、脾

解析：此题考查的是过劳对脏腑影响的掌握。劳神过度最易损伤的是心脾两脏，最易耗伤的是精血。劳力过度最易损伤的是肺脾两脏，最易耗伤的是气。注意鉴别劳神过度与劳力过度的不同。

45. 缓则治本、急则治标

解析：此题考查的是对标本治则临床应用的理解和掌握。标本治则应用的依据是临床病证标本主次的不同，原则是病势缓和、病情缓慢的先治其本；病情危急，甚或危及生命时，应先治其标；当标与本并重、并急或并缓时，可标本兼治。

六、名词术语解释

46. 辨证

答案：辨证是以中医学理论对四诊（望、闻、问、切）所得的资料进行综合分析，明确病变本质并确立何种证的思维和实践过程。

解析：此题考查的是对辨证概念的掌握。注意答题的要点：①是如何辨的？即是以四诊为依据进行；②辨的结果是确立证；③辨证是一个思维和实践的过程。

47. 五行制化

答案：五行制化是指五行之间递相生化，又间相制约，生化中有制约，制约中有生化，二者相辅相成，从而维持其性对平衡和正常的协调关系。

解析：此题考查的是对五行制化概念的掌握。注意回答完整，关键词可以借助“生中有克，克中有生，生克结合，保持平衡”。

48. 心主神明

答案：心主神明是指心具有主宰五脏六腑、形体官窍等生命活动和意识、思维等精神活动的功能。

解析：此题考查的是对心主神明概念的掌握。注意回答完整规范。

49．阴阳格拒

答案：阴阳格拒是在阴阳偏盛或阴阳偏衰至极的基础上，由阴阳双方相互排斥而出现的寒热真假的病机变化。

解析：此题考查的是对阴阳格拒概念的掌握。注意答题的要点：①是阴阳偏盛或偏衰至极；②阴阳的相互排斥；③表现的是寒热寒假。

50．塞因塞用

答案：塞因塞用是指用补益、固涩方药或具有补益、固涩功效的措施来治疗具有虚性闭塞不通症状的治法。

解析：此题考查的是对塞因塞用概念的掌握。理解此概念时可先将塞因塞用简单记忆为“以补开塞”，然后再顺着字面的意思去解释，此外注意回答要完整规范。

七、简答题

51．简述阴阳的特性。

答案：阴阳的普遍性、阴阳的关联性、阴阳的规定性、阴阳的相对性。

解析：此题考查的是对阴阳特性的掌握。简答题就是简要回答出阴阳的 4 个特性即可，无须过多的解释和论述。

52．简述“脾在体合肉主四肢”的临床意义。

答案：①生理上：脾气的运化功能与肌肉的壮实及其功能发挥之间有着密切的联系。全身的肌肉，都有赖于脾胃运化的水谷精微及津液的营养滋润，才能壮实丰满，并发挥其收缩运动的功能。②病理上：脾胃的运化功能失常，水谷精微及津液的生成和转输障碍，肌肉得不到水谷精微及津液的营养和滋润，必致瘦削，软弱无力，甚至痿废不用。③治疗上：健脾胃生精气是治疗痿证的基本原则，《素问・痿论》称为“治痿独取阳明”。

解析：此题考查的是对脾与四肢、肌肉的联系性的理解与临床应用的掌握。回答此类临床意义题的思路是一般先回答生理意义，也就是在正常情况下脾与四肢、肌肉之间的联系；其次是回答病理意义，即在疾病状态下二者之间的影响；最后要点出治疗意义，也就是临床如何应用此理论指导治疗。

53．简述十二经脉的交接规律。

答案：①相为表里的阴经与阳经在四肢末端交接。②同名的手、足阳经在头面部交接。③足、手阴经在胸部交接。

解析：此题考查的是对十二经脉交接规律的掌握，属记忆性知识。注意回答不要与十二经脉的走向规律混淆。

54．举例说明因人制宜治则的临床应用。

答案：①因人制宜是根据患者的年龄、性别、体质、生活习惯等不同特点，制定适宜治法和方药的原则。②如感冒，小儿、成人、老年的体质特征有差异，患者表现出的症状体征也有不同，因此，临床辨证用药也会有不同。小儿体质娇嫩，因此用药宜轻；成人体质多壮实，感冒多表现为实证，所以用药可侧重祛邪，药量可偏重；老人的体质多虚或虚实夹杂，因而用药多补或攻补兼施。

解析：此题考查的是对三因制宜治则的理解及应用。回答此题的思路是先回答概念，其次是结合一个具体的病证来举例说明临床是如何因人制宜的。

八、病案分析题

55. **答案：**

（1）病变部位：主要在心、肝。

（2）主要病机：心藏神，肝藏血功能失常。心血亏虚，不能藏神，故失眠、多梦，心悸；肝血虚不能濡养头面，故出现头晕、视物不清；肝血不足，故月经量少色淡。

（3）治则治法：虚者补之，补益心肝。

（4）根据藏象理论，可进一步导致口唇淡白、体倦乏力、记忆力减退等症状。

解析：此题考查的是对所学中医理论综合运用的能力。此患者的主症是失眠、心悸，提示病变的脏腑与心藏神有关；视物不清、头晕、月经等症提示与肝藏血失常有关；舌、脉均提示气血亏虚之象，故此病变的脏腑在心肝，主要是心肝血虚，头、目、神、舌、脉失养，血海补充所致，属于虚证，治疗上应虚者补之，以补益心肝，从而达到养血安神的治疗目的。回答此类病案分析题时，首先要抓住患者的主症，从而初步判断病变的所在脏腑；其次要结合次症和舌脉，来进一步分析初步的判断是否准确。分析病机时要结合脏腑的生理功能、生理特性，以分析患者现有的临床表现。治则治法主要是按照寒热虚实的治则，简要说明一下治法。

B卷

扫码获取
同步习题

一、A1型题（每题1分，共22分）

1. 疾病“旦慧，昼安，夕加，夜甚”规律性变化体现的是（　）
   A. 季节因素对人体生理的影响
   B. 季节因素对人体病理的影响
   C. 昼夜因素对人体生理的影响
   D. 昼夜因素对疾病防治的影响
   E. 昼夜因素对人体病理的影响

2. 阴阳的最初含义是（　）
   A. 温度的寒热　　B. 方位的上下
   C. 日光的向背　　D. 时间的昼夜
   E. 性状的清浊

3. 滋肺阴清肝火治疗肝火犯肺证的治法是（　）
   A. 佐金平木法　　B. 滋水涵木法
   C. 抑木扶土法　　D. 泻南补北法
   E. 培土制水法

4. 具有“贯心脉行气血”作用的气是（　）
   A. 元气　　B. 宗气
   C. 营气　　D. 卫气
   E. 正气

5.“吐下之余，定无完气”的理论依据是（　）
   A. 气能生津　　B. 气能行津
   C. 气能摄津　　D. 津能载气
   E. 津能养气

6. 属“水之上源”的是（　）
   A. 肝　　B. 心
   C. 脾　　D. 肺
   E. 肾

7. 脾之液是（　）
   A. 泪　　B. 汗
   C. 涎　　D. 涕
   E. 唾

8. 先天之本的脏是（　）
   A. 肝　　B. 心
   C. 脾　　D. 肺
   E. 肾

9.《灵枢·营卫生会》提出的中焦生理特点是（　）
   A. 如雾　　B. 如沤
   C. 如渎　　D. 如火
   E. 如水

10. 主藏血的脏是（　）
   A. 肝　　B. 心
   C. 脾　　D. 肺
   E. 肾

11. 具有“离入出合”循行规律的是（　）
   A. 十二经脉　　B. 奇经八脉
   C. 十二经别　　D. 十五别络
   E. 十六别络

12. 行于上肢外侧中线的经脉是（　）
   A. 手太阴肺经
   B. 手厥阴心包经
   C. 手太阳小肠经
   D. 手阳明大肠经
   E. 手少阳三焦经

13. 足太阳膀胱经下接的经脉是（　）
   A. 足少阴肾经　　B. 足阳明胃经
   C. 手太阳小肠经　　D. 手阳明大肠经
   E. 手少阳三焦经

14. 受邪后多从燥化的体质是（　）
   A. 阴虚阳亢者　　B. 阳虚阴盛者

C. 津亏血耗者　D. 气虚湿盛者
E. 气滞血瘀者

15. 风中于头面，可突发口眼㖞斜，体现的风邪致病特点是(　)
A. 善行　B. 数变
C. 轻扬　D. 主动
E. 开泄

16. 西北多燥病、东北多寒病体现的六淫致病特点是(　)
A. 外感性　B. 季节性
C. 地域性　D. 相兼性
E. 多发性

17. 具有“一气一病，症状相似”致病特点的是(　)
A. 六淫　B. 疠气
C. 痰饮　D. 瘀血
E. 结石

18. 导致疾病发生的内在因素是(　)
A. 正气不足　B. 邪气亢盛
C. 邪正相搏　D. 阴阳失调
E. 邪正盛衰

19. 与内湿关系最密切的是(　)
A. 肝　B. 心
C. 脾　D. 肺
E. 肾

20. “大实有羸状”的病机是(　)
A. 真实假虚　B. 真虚假实
C. 虚中夹实　D. 实中夹虚
E. 由实转虚

21. “阳中求阴”治法的适应证是(　)
A. 实寒证　B. 实热证
C. 虚寒证　D. 虚热证
E. 气虚证

22. 采用与病证性质相反的方药以治疗的治疗原则是(　)
A. 反治　B. 正治
C. 从治　D. 治本
E. 治标

二、A2型题（每题1分，共2分）

23. 患者，女，38岁。头痛反复发作日久，近日因受寒又发头痛，以头后部疼痛为主，舌淡苔薄白，脉浮紧。考虑病位是(　)
A. 足阳明经　B. 足太阳经
C. 足少阳经　D. 手少阳经
E. 手阳明经

24. 患者，男，21岁。低热反复发作月余，现低热，五心烦热，骨蒸潮热，消瘦，盗汗，舌红少苔，脉细数。考虑病机是(　)
A. 阳气偏盛　B. 阴气偏盛
C. 阴气偏衰　D. 阳气偏衰
E. 阴盛格阳

三、B1型题（每题1分，共6分）

（25~26题共用备选答案）
A. 刘完素　B. 张从正
C. 李东垣　D. 朱丹溪
E. 李时珍

25. 攻邪派的代表医家是(　)
26. 滋阴派的代表医家是(　)

（27~28题共用备选答案）
A. 曲直　B. 炎上
C. 稼穑　D. 从革
E. 润下

27. 土的特性是(　)
28. 木的特性是(　)

（29~30题共用备选答案）
A. 肝　B. 心

C. 脾　D. 肺
E. 肾

29. 称为“生痰之源”的是（　）
30. 称为“贮痰之器”的是（　）

四、X型题（每题1分，共10分）

31. 下列各项，属“疾病”的是（　）
A. 感冒　B. 胸痹
C. 舌红　D. 苔黄
E. 痢疾

32. 药物五味分阴阳，属阳的是（　）
A. 酸　B. 苦
C. 甘　D. 辛
E. 咸

33. 下列各项，属人体之精生理功能的是（　）
A. 繁衍生命　B. 濡养作用
C. 化气作用　D. 化血作用
E. 化神作用

34. 下列各项，属“液”布散部位的是（　）
A. 骨节　B. 脑
C. 髓　D. 血脉
E. 脏腑

35. 下列关于心藏象的表述，正确的是（　）
A. 心主血脉　B. 心藏神
C. 君主之官　D. 心主通明
E. 心火宜降

36. 下列关于五脏的表述，正确的是（　）
A. 化生和贮藏精气
B. 受盛和传化水谷
C. 满而不能实
D. 实而不能满
E. 藏精气而不泻

37. “从头走足”的经脉是（　）
A. 手阳明　B. 足阳明
C. 手少阳　D. 足少阳
E. 足太阳

38. 具有“伤津”致病特点的邪气是（　）
A. 风邪　B. 火邪
C. 燥邪　D. 暑邪
E. 热邪

39. 气滞常见的脏腑是（　）
A. 肝　B. 胃
C. 脾　D. 肺
E. 肾

40. 下列各项，属扶正治则指导的是（　）
A. 滋阴　B. 温阳
C. 益气　D. 养血
E. 填精

五、填空题（每题2分，共10分）

41. 中医学理论体系形成的主要方法是______和__________。
42. 五脏分阴阳，阳中之阳是__________，阴中之阴是__________。
43. 血的化生之源主要包括________、_______和肾精。
44. 膀胱的主要生理功能是______和______。
45. 称为“阳脉之海”的经脉是__________，称为“血海”的经脉是__________。

六、名词术语解释（每题4分，共20分）

46. 证
47. 阴阳转化
48. 体质
49. 实中夹虚
50. 既病防变

七、简答题（每题5分，共20分）

51. 简述五行相克的含义及次序。

52. 简述营气与卫气的联系与区别。

53. 简述肝不藏血的病机。

54. 简述瘀血致病的症状特点。

八、病案分析题（10分）

55. 患者，男，46岁。腰痛日久，现腰痛，劳累后尤甚，伴头晕，乏力，腰膝酸软，时有耳鸣，舌淡苔薄白，脉沉弱。基于上述医案，回答以下问题：

（1）本案病变部位在何脏腑？

（2）简要分析其病机。

（3）试述其治法。

（4）根据中医理论，本案还可能出现哪些临床表现？试举例说明之。

B卷答案解析

一、A1型题

1. E。**解析：**此题考查的是对自然环境对人体疾病影响的掌握。昼夜晨昏的变化，对疾病也有一定影响。清晨至中午，人身之气随自然界之气的阳生阴长而渐旺，故病情转轻；午后至夜晚，人身之气又随自然界之气的阳杀阴藏而渐衰，故病情加重，所以，疾病会出现“旦慧，昼安，夕加，夜甚”的规律性变化。故正确答案为E。

2. C。**解析：**此题考查的是对阴阳概念形成的掌握。阴阳的概念起源于远古时期，人类对自身及自然现象的观察，特别是对人类生活、生产影响最大的太阳出没、月亮变化等明暗交替的天象观察，由此形成阴阳的最初含义，即向日为阳，背日为阴。故正确答案为C。

3. A。**解析：**此题考查的是对五行相生相克规律指导下具体治法的掌握。佐金平木法是滋肺阴清肝火以治疗肝火犯肺病证的治法，也可称为滋肺清肝法。适用于肺阴不足，肃降不及的肝火犯肺证。滋水涵木法是治疗肝阴虚或肝阳上亢证；抑木扶土法是疏肝健脾法，适用于肝旺乘脾证；泻南补北法是泻心火补肾水法，适用于心肾不交证，培土制水法是健脾利水法，适用于脾虚水肿证。故正确答案为A。

4. B。**解析：**此题考查的是对宗气生理功能的掌握。宗气的生理功能主要有三：行呼吸、行气血和资先天。其中，宗气贯注于心脉，促进心脏推动血液运行，凡血液的运行、心搏的力量与节律等皆与宗气有关。宗气充盛则脉搏和缓有力，节律一致，反之，则脉来躁急，节律不规则，或微弱无力。故正确答案为B。

5. D。**解析：**此题考查的是对津液与气之间关系的掌握。“吐下之余，定无完气”是指当大汗、剧烈吐泻等津液大量丢失时，气亦随之大量外脱的表现，表明津能载气，气的运行依附于津液，当津液大量外泄，也会导致气的损耗。故正确答案为D。

6. D。**解析：**此题考查的是对肺主通调水道知识的掌握。肺为华盖，在五脏六腑中位置最高，参与调节全身的津液代谢，故称“肺为水之上源”。如果肺的宣发或肃降失常，水道失于通调，均可导致津液代谢障碍，出现痰饮、尿少、浮肿等症状。故正确答案为D。

7. C。**解析：**此题考查的是对五脏与五液的掌握。涎为口津，即唾液中较清稀的部分。由脾气布散脾精上溢于口而化生，故说“脾在液为涎”。唾是肾之液，泪是肝之液，汗是心之液，涕是肺之液。故正确答案为C。

8. E。**解析：**此题考查的是对肾为先天之本知识的掌握。肾为先天之本，先天之精藏于肾。故正确答案为E。

9. B。**解析：**此题考查的是对部位之三焦的生理特点的掌握。“中焦如沤”是对脾胃、肝胆等脏腑消化饮食物的作用形象化的描写与概括，喻指中焦消化饮食物的过程如发酵酿造之过程。故正确答案为B。

10. A。**解析：**此题考查的是对脏腑生理功能的掌握。肝主藏血，心主藏神。故正确答案为A。

11. C。**解析：**此题考查的是对十二经别的掌握。十二经别是十二正经别行的分支，其循行规律是离入出合。故正确答案为C。

12. E。**解析：**此题考查的是对十二经脉在四肢部分布规律的掌握。根据十二经脉在四肢部的分布特点，行于上肢的是手经，上肢外侧的是阳经，外侧中线的是少阳，由此可判断是手少阳三焦经。故正确答案为E。

13. A。**解析：**此题考查的是对十二经脉气血流注次序的掌握。按照十二经脉的气血流注次序，足太阳膀胱经上接其同名经，即手太阳小肠经，下接其表里经，即足少阴肾经。故正确答案为A。

14. C。**解析：**此题考查的是对病证随体质从化的掌握。受邪后多从燥化的体质多是津亏血燥的体质，阴虚阳亢的体质多从阳化热，阳虚阴盛的体质多从阴化寒，气虚湿盛的体质多从湿化。故正确答案为C。

15. B。**解析：**此题考查的是对风邪致病特点的掌握。风性数变，指风邪致病变幻无常，发病迅速。以风邪为先导的外感病，一般发病急，传变也较快，多侵犯人体的阳位。故正确答案为B。

16. C。**解析：**此题考查的是对六淫致病特点的掌握。外感性、季节性、地域性和相兼性均是六淫致病的共同特点。西北多燥病、东北多寒病、南方多湿热病等体现了不同地区的气候环境，导致了六淫多发疾病的不同。故正确答案为C。

17. B。**解析：**此题考查的是对疠气致病特点的掌握。疠气的致病特点是传染性强，易于流行；发病急骤，病情危笃；一气一病，症状相似。故正确答案为B。

18. A。**解析：**正气不足是疾病发生的内在因素，中医发病学重视人体的正气，认为正气旺盛，气血充盈，卫外固密，病邪难以入侵，疾病无从发生。《素问·刺法论》言：“正气存内，邪不可干。”故正确答案为A。

19. C。**解析：**此题考查的是对湿浊内生的掌握。内湿，是指由于脾的运化水液功能障碍而引起湿浊蓄积停滞的病机变化。由于内生之湿多因脾虚，故又称为“脾虚生湿”。故正确答案为C。

20. A。**解析：**此题考查的是对虚实真假病机的掌握。“大实有羸状”是指病机的本质为“实”，但表现出“虚”的临床假象。一般是由于邪气亢盛，结聚体内，阻滞经络，气血不能外达所致。故正确答案为A。

21. D。**解析：**此题考查的是对调补阴阳理论的理解和掌握。根据阴阳互根的原理，因阳得阴助而生化无穷，阴得阳升而泉源不竭，故治疗阴虚证时，在滋阴剂中适当佐以补阳药，即所谓“阳中求阴”。可简单记忆为求什么就是治什么虚，求阴就是治阴虚，阴虚的表现是虚热证。故正确答案为D。

22. B。**解析：**此题考查的是对正治概念的掌握。正治，指采用与证候性质相反的方药进行治疗的原则。由于采用方药或措施的性质与证候的性质相逆，如热证用寒药，故又称“逆治”。反治与从治都是顺从病证的某些假象而治的原则。故正确答案为B。

二、A2型题

23. B。**解析：**此题考查的是对经脉循行以进行分经诊断的理解和运用。足太阳经主要循行在后头及项部。足阳明经、手阳明经主要循行在前额部，足少阳经、手少阳经主要循行在侧头部，故正确答案为B。

24. C。**解析：**此题考查的是对阴偏衰病机特点的理解和运用。阴偏衰的病机特点为阴气不足，阴不制阳，阳气相对偏盛的虚热证，可见五心烦热、骨蒸潮热、消瘦、盗汗、舌红少苔、脉细数等临床症状。故正确答案为C。

三、B1型题

25. B。**解析：**此题考查的是对金元四大家的掌握。张从正力倡攻邪论，提出“病由邪生”，主张“养生当论食补，治病当用药攻”，故在治疗中多用汗、吐、下三法，后人称为“攻邪派”。故正确答案为B。

26. D。**解析：**此题考查的是对金元四大家的掌握。朱丹溪力倡相火论，主张“阳常有余，阴常不足”，治疗善用“滋阴降火”法，后人称为“滋阴派”。故正确答案为D。

27. C。**解析：**此题考查的是对五行特性的掌握。土爰稼穑，多引申为凡具有承载、受纳、生化等类似性质或作用的事物和现象，归属于土。故正确答案为C。

28. A。**解析：**此题考查的是对五行特性的掌握。木曰曲直，多引申为凡具有生长、生发、条达、舒畅等类似性质或作用的事物和现象，归属于木。故正确答案为A。

29. C。**解析：**此题考查的是对脾在津液代谢的掌握。脾主运化水液，上输于肺，或脾气散精，使津液正常生成与输布。若脾失健运，津液停聚，可导致津液输布失常，形成痰饮、水肿等，故有“脾为生痰之源”之称。故正确答案为C。

30. D。**解析：**此题考查的是对肺在津液代谢的掌握。肺气宣降主行水，使津液正常输布与排泄。若肺失宣降，水道不畅，可导致津液输布失常，形成痰饮、水肿等，故有“肺为贮痰之器”之称。故正确答案为D。

四、X型题

31. ABE。**解析：**此题考查的是对病的基本概念的理解和掌握。病，即疾病的简称，指有特定的致病因素、发病规律和病机演变的一个完整的异常生命过程，其所反映的是贯穿一种疾病全过程的总体属性、特征和规律。感冒、胸痹、痢疾均属于“病”的范畴，舌红、苔黄属于“症”的范畴。故正确答案为ABE。

32．CD。**解析：**此题考查的是对药物五味辨分阴阳的理解和运用。五味指药物或食物的酸、苦、甘、辛、咸。其中，辛、甘味具有发散的作用，属阳；酸、苦、咸味具有收敛、泻下的作用，属阴。故正确答案为 CD。

33．ABCDE。**解析：**此题考查的是对人体之精生理功能的掌握。人体之精有繁衍生命、生长发育、濡养、化气、化血、化神及抗邪的作用。故正确答案为 ABCDE。

34．ABCE。**解析：**此题考查的是对“液”布散部位的掌握。液的质地较稠厚，流动性较小，灌注于脏腑、骨节、脑、髓等，具有濡养作用。故正确答案为 ABCE。

35．ABCDE。**解析：**此题考查的是对心藏象表述的掌握。心为君主之官。心的生理特性为心主通明，心火宜降；其生理功能为心主血脉，主藏神。故正确答案为 ABCDE。

36．ACE。**解析：**此题考查的是对五脏特性的掌握。五脏的共同生理功能为化生和贮藏精气；六腑的共同生理功能为受盛和传化水谷。正如《素问・五脏别论》曰：“所谓五脏者，藏精气而不泻也，故满而不能实；六腑者，传化物而不藏，故实而不能满也。”故正确答案为 ACE。

37．BDE。**解析：**此题考查的是对十二经脉走向规律的掌握。手之三阴，从脏走手；手之三阳，从手走头；足之三阳，从头走足；足之三阴，从足走腹（胸）。故正确答案为 BDE。

38．BCDE。**解析：**此题考查的是对火邪、燥邪、暑邪、热邪共同致病特点的掌握。暑为阳邪，其性升散，易扰心神，易伤津耗气；燥性干涩，易伤津液；火热炎上，易伤津耗气。故正确答案为 BCDE。

39．ABCD。**解析：**此题考查的是对气滞与脏腑的掌握。气滞指气运行不畅，郁滞不通的病机变化。由于脏腑在全身气机中起着极其重要的作用，肝脾宜升，肺胃宜降，故脏腑气滞多以肺、肝、脾胃为多见。故正确答案为 ABCD。

40．ABCDE。**解析：**此题考查的是对扶正治则的掌握。扶正，即扶正固本，指用扶持机体正气的措施，使正气充足以消除病邪、恢复健康的治则，适用于各种虚证，如益气、温阳、滋阴、养血、填精等。故正确答案为 ABCDE。

五、填空题

41．空间性、动态性

解析：此题考查的是对证的特征的掌握。证是中医学的诊疗特点，临床辨证过程中，应考虑到证具有个体差异性、时相性、空间性和动态性特征进行辨证论治。

42．心、肾

解析：此题考查的是对人体五脏分阴阳的掌握。五脏划分阴阳，心肺在上属阳，而心为阳中之阳，肺为阳中之阴；肝脾肾在下属阴，而肝为阴中之阳，肾为阴中之阴，脾为阴中之至阴。故正确答案为心、肾。

43．营气、津液

解析：此题考查的是对血的生成的掌握。血液化生的基本物质是水谷之精和肾精，其中，水谷之精化生的营气和津液是血液的主要构成部分。故正确答案为营气、津液。

44. 贮藏尿液、排泄尿液

解析：此题考查的是对膀胱生理功能的掌握。膀胱的主要生理功能是贮藏尿液和排泄尿液。故正确答案为贮藏尿液和排泄尿液。

45. 督脉、冲脉

解析：此题考查的是对十二经脉中“阳脉之海”和“血海”的掌握。督脉统率一身之阳经，有调节全身阳经气血的作用，故为“阳脉之海”；冲脉起于胞中，有调节月经及孕育的作用，故有“血海”之称。故正确答案为督脉、冲脉。

六、名词术语解释

46. 证

答案：证是对疾病过程中一定阶段的病因、病位、病性、病势等病机本质的概括。

解析：此题考查的是对证概念的掌握。注意回答此概念的关键词“疾病的一定阶段”“病机本质”。

47. 阴阳转化

答案：阴阳转化是指事物的阴阳属性，在一定条件下可以向其相反的方向转化，即属阳的事物可以转化为属阴的事物，属阴的事物可以转化为属阳的事物。

解析：此题考查的是对阴阳转化概念的掌握。注意回答此概念的关键词“一定条件”“相反方向转化”。

48. 体质

答案：体质是指在先天禀赋和后天获得的基础上所形成的形态结构、生理功能和心理状态方面相对稳定的个体化特征。

解析：此题考查的是对体质概念的掌握。注意回答此概念的关键词是2个因素3构成，2个因素即“先天禀赋”“后天获得”；3构成是“形态结构”“生理功能”“心理状态”。

49. 实中夹虚

答案：实中夹虚是指以邪实为主，又兼有正气虚损的病机变化。

解析：此题考查的是对虚实夹杂概念的掌握。注意回答此类题的关键是写清楚“谁为主，谁为次”。

50. 既病防变

答案：既病防变是指在疾病发生之后，早期诊断，早期治疗，见微知著，防微杜渐，以防止疾病的发展及传变。

解析：此题考查的是对既病防变概念的掌握。可借助字面的意思进行解释，注意回答要完整规范。

七、简答题

51. 简述五行相克的含义及次序。

答案：①五行相克，指木、火、土、金、水之间存在着有序的递相克制、制约的关系。②五行相克次序是：木克土、土克水、水克火、火克金、金克木。

解析： 此题考查的是五行相克的含义及次序，属记忆性知识。对五行相克的含义，注意有序、递相、克制这 3 个关键词。五行相克的次序，建议先在草稿纸上用箭头画一下五行的相克图，然后再用文字描述出来。

52. 简述营气与卫气的联系与区别。

答案： ①联系：营气与卫气均来源于水谷精微，均由脾胃所化生。②区别：营气性质精柔，富于营养；卫气性质慓疾滑利，易于流行；营气行于脉中，属阴，卫气行于脉外，营卫相偕而行，属阳；营气的功能是化生血液和营养全身，卫气的功能是防御、温养、调节腠理。

解析： 此题考查的是营气与卫气的联系与区别，属综合性的记忆性知识。答题过程中注意分条目回答，先答联系，再答区别。区别注意从性质、运行、功能三方面进行回答。

53. 简述肝不藏血的病机。

答案： ①肝气虚弱，收摄无力。②肝火亢盛，灼伤脉络，迫血妄行。③肝阴不足，不能凝敛血液，虚火内扰，引起出血。

解析： 此题考查的是肝不藏血的病机。肝不藏血的病机可简单记忆成：肝气肝阴虚、肝火亢盛实。

54. 简述瘀血致病的症状特点。

答案： ①疼痛：多见刺痛，痛处固定不移，拒按，痛势夜间加重；②肿块；③出血；④色诊多见紫暗，如面色紫暗、舌质紫暗等；⑤脉诊多见涩脉、结脉、代脉等。

解析： 此题考查的是瘀血致病的症状特点，不是瘀血的致病特点，要注意审题，两者不要混淆。

八、病案分析题

55. **答案：**

（1）病位：肾。

（2）病机：肾主藏精功能失常。腰为肾之府，肾藏精不足，腰膝失精所养则腰膝酸痛；劳累则耗肾中精气，故病甚；肾中精气不足，则乏力；不能生髓养脑，则头晕；神失所养则眠浅；舌淡苔薄白，脉沉弱均为肾精不足之象。

（3）治法：滋补肾精。

（4）肾精不足，还可进一步导致生殖功能减退、记忆力减退等。

解析： 患者的主要症状是腰痛，腰为肾之府，首先应考虑与肾有关；其次，分析其伴随症状，头晕乏力是气虚的表现，腰膝酸软是肾精亏虚不能濡养腰膝而出现的酸软；时有耳鸣，也因肾精亏虚不能濡养耳窍所致；其舌淡苔薄白，脉沉弱，一派虚象。结合患者为中年男性，男子的体质以肾为先天，以气为本，可判断其病变的脏腑在肾，其病机主要是由于肾精亏虚，不能濡养腰膝、头目、耳窍等所致。治疗应虚者补之，以补肾精为主。因肾主藏精，与人体的生殖功能密切相关，若病情进一步发展，可导致生殖功能减退；或由于肾精亏虚，不能濡养脑髓，也可出现记忆力减退等症。

扫码获取
同步习题

C卷

一、A1型题（每题1分，共22分）

1. 主张“病由邪生”的医家是（　）

A. 张从正　B. 刘完素
C. 王清任　D. 李杲
E. 陈言

2. 中医学第一部脉学专著是（　）

A.《黄帝内经》　B.《神农本草经》
C.《伤寒杂病论》　D.《难经》
E.《脉经》

3. 五行“金”的特性是（　）

A. 生化　B. 稼穑
C. 从革　D. 受纳
E. 承载

4. 下列症状属于阳的是（　）

A. 色泽晦暗　B. 语声低微
C. 呼吸微弱　D. 身热恶热
E. 少言沉静

5. 心的主要功能是（　）

A. 主藏血　B. 主藏精
C. 主藏神　D. 主行水
E. 主统血

6. 具有“主治节”生理功能的脏腑是（　）

A. 肝　B. 脾
C. 心　D. 肾
E. 肺

7. 脾的生理特性是（　）

A. 喜润　B. 喜燥
C. 喜条达　D. 主通明
E. 主封藏

8. 具有化生血液、营养全身的气是（　）

A. 卫气　B. 营气
C. 宗气　D. 元气
E. 精气

9. 毛发的荣枯主要与体内哪两种物质的盛衰有关（　）

A. 精与气　B. 精与液
C. 精与血　D. 津与气
E. 气与血

10. “夺汗者无血，夺血者无汗”说明哪两者之间的密切关系（　）

A. 气与津液　B. 气与血
C. 血与精　D. 血与津液
E. 精与气

11. 具有耐冬不耐夏特点的体质是（　）

A. 偏阳质　B. 偏阴质
C. 阴阳平和质　D. 痰湿体质
E. 湿热体质

12. 女子的体质特点是（　）

A. 以血为本　B. 以精为本
C. 以气为本　D. 以静为本
E. 以润为本

13. 嗜食辛辣食物，易形成（　）

A. 火旺体质　B. 痰湿体质
C. 心气虚体质　D. 脾气虚体质
E. 肝郁体质

14. 起于足小趾，斜行于足心的经脉是（　）

A. 足少阳胆经　B. 足少阴肾经
C. 足厥阴肝经　D. 足太阴脾经
E. 足阳明胃经

15. 可用“离合出入”概括其循行分布特点的是（　）

A. 十二经筋　B. 十二经别

C. 十二皮部　　D. 十五络脉
E. 奇经八脉

16. 可体现风邪善行致病特点的症状或体征是（　）
A. 痛无定处　　B. 四肢抽搐
C. 恶寒发热　　D. 头身困重
E. 脘腹胀满

17. 七情影响脏腑气机，怒则（　）
A. 气缓　　B. 气下
C. 气上　　D. 气结
E. 气乱

18. 属于瘀血致病的症状或体征是（　）
A. 面色红润　　B. 面色苍白
C. 痛无定处　　D. 舌质紫暗
E. 下肢水肿

19. 与气陷关系最为密切的脏腑是（　）
A. 胃　　B. 脾
C. 肝　　D. 肝
E. 肾

20. 下列属于阴偏衰的临床表现是（　）
A. 喜静蜷卧　　B. 精神萎靡
C. 面色苍白　　D. 手足厥冷
E. 五心烦热

21. 对慢性疾病或急性病的恢复期多采用的治则是（　）
A. 治标　　B. 治本
C. 治血　　D. 调阴阳
E. 祛邪

22. 对于真虚假实证，应采用的治则是（　）
A. 热者寒之　　B. 热因热用
C. 寒因寒用　　D. 塞因塞用
E. 通因通用

二、A2型题（每题1分，共2分）

23. 患儿，5岁，近日出现恶风，发热，出汗，伴有打喷嚏，咽痒，咳嗽，舌苔薄白，脉浮缓。其病因属于（　）
A. 寒邪　　B. 暑邪
C. 湿邪　　D. 风邪
E. 燥邪

24. 患者，女，35岁，近日因工作不顺出现情绪郁闷不乐，伴有睡眠不安，胁肋闷痛，舌红少苔，脉弦，其病机属于（　）
A. 肝气疏泄不及　　B. 脾气不能升清
C. 肺气宣发不足　　D. 肺气肃降太过
E. 心主血脉失常

三、B1型题（每题1分，共6分）

（25~26题共用备选答案）
A. 元神之府　　B. 玄府
C. 血府　　D. 孤府
E. 中清之府

25. 脑为（　）
26. 汗孔为（　）

（27~28题共用备选答案）
A. 风邪　　B. 寒邪
C. 暑邪　　D. 燥邪
E. 湿邪

27. 具有黏滞致病特点的邪气是（　）
28. 具有干涩致病特点的邪气是（　）

（29~30题共用备选答案）
A. 手阳明经　　B. 足太阴经
C. 手太阴经　　D. 足太阳经
E. 足阳明经

29. 入下牙齿中的经脉是（　）
30. 入寸口的经脉是（　）

四、X型题（每题1分，共10分）

31．下列属于五行中“火”的有（　）

A．黄　　B．苦

C．舌　　D．喜

E．怒

32．到达颠顶部的经脉有（　）

A、带脉　　B．督脉

C．肾经　　D．肝经

E．脾经

33．下列哪些医家是中西医汇通学派的代表医家（　）

A．张从正　　B．张锡纯

C．恽铁樵　　D．唐宗海

E．朱震亨

34．痰饮的致病特征有（　）

A．阻滞气血运行　　B．蒙蔽心神

C．病位固定　　D．影响新血生成

E．变化多端

35．下列适于采用正治的病证有（　）

A．真寒假热　　B．伤暑发热

C．肺虚多汗　　D．瘀血疼痛

E．伤寒恶寒

36．卫气的主要生理功能有（　）

A．化生血液　　B．防御外邪

C．资养先天　　D．调控腠理

E．温养全身

37．导致血瘀的病机有（　）

A．气虚　　B．气滞

C．痰浊　　D．血寒

E．血热

38．导致疾病复发的诱因有（　）

A．重感　　B．饮食失宜

C．过劳　　D．情志失调

E．环境变化

39．与“内寒”关系密切的脏腑有（　）

A．脾　　B．肾

C．肺　　D．肝

E．心

40．肾的封藏作用主要体现在（　）

A．藏精　　B．纳气

C．主水　　D．藏神

E．藏胎

五、填空题（每题2分，共10分）

41．冲脉的主要生理功能是______和______。

42．血的生理功能是________和__________。

43．体质的构成要素包括______、________和心理特征。

44．_____________是决定发病的内在因素；__________是发病的重要条件。

45．腰为______之府，发为__________之余。

六、名词术语解释（每题4分，共20分）

46．整体观念

47．津液

48．天癸

49．辨证求因

50．正治

七、简答题（每题5分，共20分）

51．简述依据五行相生规律确定治则和治法。

52．简述气与血的关系。

53．如何理解湿邪黏滞的致病特征？

54．试述“肝开窍于目”的生理病理意义。

八、病案分析题（10分）

55．患者周某，女，42岁。律师。

主诉：脘腹部疼痛3年。

平素因工作压力大，饮食不规律，经常脘腹胀痛，食后尤甚。近日因连续加班，出现脘腹部连及胁肋胀满疼痛，伴情绪不畅，食欲不振，腹泻，面色萎黄，消瘦，舌质淡，苔薄白，脉象沉弱。

根据上述资料，请回答以下问题：

（1）说明患者病变的主要脏腑。

（2）简要分析其病机。

（3）简述其治法。

（4）根据藏象理论，患者还可以出现哪些临床症状？举例并说明之。

C卷答案解析

一、A1型题

1. A。**解析：**此题考查的是对金元四大家学术流派的掌握。金元四大家中张从正提倡病由邪生，是攻邪派的代表医家，刘完素提倡火热论，是寒凉派的代表医家，李杲提倡百病皆由脾胃衰，是补土派的代表医家。宋代医家陈言提倡三因的病因理论。故正确答案为A。

2. E。**解析：**此题考查的是对中医学发展史上具有重要学术价值文献的掌握。《脉经》是中医学第一部脉学专著，《黄帝内经》奠定了中医学理论体系的框架，是现存最早的中医学经典著作，《神农本草经》是我国现存最早的中药学专著，《伤寒杂病论》是中医学第一部辨证论治的专著，《难经》则是在《内经》的基础上有所阐扬和发展。故正确答案为E。

3. C。**解析：**此题考查的是对五行特性的掌握。《尚书·洪范》曰："水曰润下，火曰炎上，木曰曲直，金曰从革，土曰稼穑。"是对五行特性的经典概括。故正确答案为C。

4. D。**解析：**此题考查的是对阴阳属性分类的理解及运用。阴阳的属性具有相对性，将人体中在内的、在上的和具有外向、弥散、推动、温煦、兴奋、升举等特征的事物及现象属于阳，而将在外的、在下的和具有内守、凝聚、宁静、凉润、抑制、沉降等特征的事物和现象统属于阴。身热恶热属于阳的症状，色泽晦暗、语声低微、呼吸微弱、少言沉静属于阴的症状。故正确答案为D。

5. C。**解析：**此题考查的是对脏腑主要功能的掌握。心的主要生理功能是主血脉，主藏神。主藏血是肝的主要功能，主藏精是肾的主要功能，主行水是肺的主要功能，主统血是脾的主要功能。故正确答案为C。

6. E。**解析：**此题考查的是对肺生理功能的掌握。《素问·灵兰秘典论》曰："肺者，相傅之官，治节出焉。"故正确答案为E。

7. B。**解析：**此题考查的是对脏腑生理特性的掌握。脾的生理特性是喜燥恶湿，喜润为胃的生理特征，喜条达为肝的生理特性，主通明为心的生理特性，主封藏为肾的生理特性。故正确答案为B。

8. B。**解析：**此题考查的是对人体不同之气的理解和掌握。营气是行于脉中具有营养作用的气，营气的生理功能有化生血液和营养全身的作用，卫气是行于脉外而具有保卫作用的气，宗气是由谷气与自然界清气相结合而积聚于胸中的气，宗气具有行呼吸、行气血、资先天的作用，选项E精气与题意不符。故正确答案为B。

9．C。**解析：**此题考查的是对肾与发联系的掌握。肾藏精，其华在发，发为血之余，故毛发的荣枯主要与精和血关系密切，故正确答案为C。

10．D。**解析：**此题考查的是对津血同源的理解和运用。“夺汗者无血，夺血者无汗”强调了津液与血同源互生互化的关系。故正确答案为D。

11．A。**解析：**此题考查的是对体质分类的理解和运用。冬季气候寒冷，耐冬说明体内阳气旺盛能够耐受寒冷，夏季气候炎热，不耐夏说明体内阳气亢盛，不能耐受炎热的天气。故正确答案为A。

12．A。**解析：**此题考查的是对女子体质特点的掌握。女子的体质特点是以血为本，以肝为先天。故正确答案为A。

13．A。**解析：**此题考查的是对饮食与体质类型的掌握。嗜食辛辣容易化热化火，导致火旺体质。嗜食肥甘厚味易形成痰湿体质。故正确答案为A。

14．B。**解析：**此题考查的是对肾经起点的掌握。足少阴肾经起于足小趾下，斜行于足心（涌泉穴）。故正确答案为B。

15．B。**解析：**此题考查的是对十二经别循行分布特点的掌握。十二经别的循环分布特点可用“离合出入”来概括。故正确答案为B。

16．A。**解析：**此题考查的是对风邪致病特点的理解和掌握。善行指风性善动不居，游走不定，故其致病具有病位游移、行无定处的特点。故正确答案为A。

17．C。**解析：**此题考查的是对七情内伤对脏腑气机影响的掌握。《素问·举痛论》曰：“怒则气上，喜则气缓，悲则气消，恐则气下，惊则气乱，思则气结。”故正确答案为C。

18．D。**解析：**此题考查的是对瘀血致病症状特点的掌握。瘀血致病，面色多见紫暗，舌质紫暗等。故正确答案为D。

19．B。**解析：**此题考查的是对脾生理特性的掌握。脾气主升，脾气上升能维持内脏位置的相对稳定，防止内脏位置的下垂。故正确答案为B。

20．E。**解析：**此题考查的是对阴偏衰临床表现的理解和掌握。阴偏衰，阳相对亢盛，临床多表现为五心烦热、潮热、盗汗、舌红等虚热症状。喜静蜷卧、精神萎靡、面色苍白、手足厥冷多为阳偏衰的表现。故正确答案为E。

21．B。**解析：**此题考查的是对标本治则的理解和掌握。急则治其标，缓则治其本，对于慢性疾病或者急性疾病的恢复期当选择缓则治其本的治则。故正确答案为B。

22．D。**解析：**此题考查的是对反治的理解和运用。反治适用于疾病的征象与本质不完全符合，真虚假实证，是指病机的本质是虚证，外在有闭塞不通的假象，治疗应遵循治病求本的思想，针对本虚以补益，也就是运用补益的方药治疗闭塞不通假象的真虚假实证，这就是塞因塞用。故正确答案为D。

二、A2型题

23．D。**解析：**此题考查的是对病因理论的运用。患儿出现恶风，出汗、咽痒、脉浮等症，表明病位在表、在上，开泄，均提示病因属于风邪，故正确答案为D。

24．A。**解析：**此题考查的是对藏象理论的运用。患者出现情绪郁闷不乐、脉弦，提示肝气郁结，足厥阴肝经循行于胁肋部，故正确答案为A。

三、B1型题

25．A。**解析：**此题考查的是对中医学中特有称谓的掌握。脑为元神之府，脉为血府，三焦为孤府，胆为中清之府，汗孔为玄府。故正确答案为A。

26．B。**解析：**此题考查的是对中医学中特有称谓的掌握。汗孔为玄府，故正确答案为B。

27．E。**解析：**此题考查的是对湿邪致病特征的掌握。湿邪具有黏滞的致病特点，寒邪的致病特征是凝滞，暑邪的致病特征是炎热。故正确答案为E。

28．D。**解析：**此题考查的是对燥邪致病特征的掌握。燥邪具有干涩致病特点。故正确答案为D。

29．A。**解析：**此题考查的是对十二经脉循行所过重要部位的掌握。足阳明胃经入上牙齿中，手阳明大肠经入下牙齿中，注意两经的鉴别，不要混淆。故正确答案为A。

30．C。**解析：**此题考查的是对十二经脉循行所过重要部位的掌握。手太阴肺经入寸口，故正确答案为C。

四、X型题

31．BCD。**解析：**此题考查的是对五行归类的掌握。苦归心，心开窍于舌，心在志为喜，均属于火，选项A黄色属于土，怒为肝之志，属木。故正确答案为BCD。

32．BD。**解析：**此题考查的是对经脉循行重要部位的掌握。督脉与足厥阴肝经循行于颠顶部，带脉、肾经、脾经的循行均不到达颠顶。故正确答案为BD。

33．BCD。**解析：**此题考查的是对中西汇通学派代表医家的掌握。张锡纯、恽铁樵、唐宗海，均是中西汇通学派的代表医家。选项A张从正为攻邪派代表医家，选项E朱震亨是滋阴派代表医家。故正确答案为BCD。

34．ABE。**解析：**此题考查的是对痰饮致病特点的掌握。痰饮的致病特点有阻滞气血运行，影响水液代谢，易于蒙蔽心神，致病广泛，变化多端。病位固定、影响新血生成是瘀血的致病特点。故正确答案为ABE。

35．BCDE。**解析：**此题考查的是对正治的理解及运用。正治法适用于疾病的表象与本质一致的病证，伤暑发热、瘀血疼痛、伤寒恶寒均属于实证出现实象，肺虚多汗属于虚证出现虚象，均是表象与本质相一致的病证。真寒假热，是表象与本质不一致的情况，应采用反治法。故正确答案为BCDE。

36．BDE。**解析：**此题考查的是对卫气功能的掌握。卫气是行于脉外具有保卫作用的气，卫气具有防御外邪、温养全身、调控腠理的作用。选项A化生血液是营气的作用，选项C资养先天是宗气的作用。故正确答案为BDE。

37．ABCDE。**解析：**此题考查的是对血瘀病机的掌握。血的运行与气关系密切，气行则血行，气虚推动无力可致血瘀，或气的运行不畅也可导致血瘀；痰浊可阻滞气机，继而使血行不畅而出现血瘀；寒邪侵入血脉，寒性凝滞，阻滞气血运行，使血运行缓慢出现血瘀；若热邪亢盛，则推动血行力量太过，血热妄行，导致血液溢出脉外而致血瘀。故正确答案为 ABCDE。

38. ABCDE。**解析：**此题考查的是对复发诱因的掌握。导致疾病复发的诱因有：重感即复、食复、劳复、药复、情志致复、环境变化致复。故正确答案为 ABCDE。

39. AB。**解析：**此题考查的是对内寒与脏腑关系的掌握。脾与肾最容易出现阳虚，与内寒关系最为密切。故正确答案为 AB。

40. ABCE。**解析：**此题考查的是对肾封藏之本的理解和掌握。肾的封藏作用，体现在人体的藏精、纳气、固摄冲任、固摄二便等方面。选项 D 藏神为心的作用。故正确答案为 ABCE。

五、填空题

41. 调节十二经脉气血、调节月经及孕育

解析：此题考查的是对冲脉功能的掌握。冲脉为十二经气血通行之要冲，有“十二经之海”之称，故有调节十二经气血的功能；冲脉又有血海之称，故有调节月经及孕育的功能。

42. 濡养、化神

解析：此题考查的是对血的功能的掌握。血的濡养作用出自《难经·二十二难》“血主濡之”。《素问·八正神明论》曰：“血气者，人之神，不可不谨养。”《灵枢·平人绝谷》曰：“血脉和利，精神乃居。”表明血是精神活动的主要物质基础，在生命活动中具有重要作用。

43. 形态结构、生理功能

解析：此题考查的是对体质构成要素的掌握，这是学习的重点，也是经常涉及的考点，应记清。

44. 正气不足、邪气

解析：此题考查的是对发病基本原理的掌握。注意发病的内在因素是正气不足，不要漏写“不足”2 字。

45. 肾、血

解析：此题考查的是对中医经典理论的掌握。腰为肾之府，出自《素问·脉要精微论》“腰者，肾之府”，属经典论述，应记牢。发为血之余是指发的生长，赖精血以养。肾藏精，精生血，精血旺盛，毛发粗壮、浓密而润泽。

六、名词术语解释

46. 整体观念

答案：整体观念是中医学认识人体自身以及人与环境之间联系性和统一性的学术思想。

解析：整体观念是中医学理论体系的主要特点之一，记忆此概念的关键词是“联系”“统一”，对此概念的把握注意从“人自身”“人与环境”两个方面作答。

47. 津液

答案：津液包括津和液，是人体一切正常水液的总称，包括脏腑、形体、官窍的内在液体及其正常的分泌物。

解析：记忆此概念的关键词是“正常水液”，具体是人体的哪些正常水液呢，如胃液、肠液、汗、泪、涕、唾、涎等。

48．天癸

答案：天癸是肾精充盈到一定程度而化生的，促进生殖器官成熟，维持生殖功能的精微物质。

解析：天癸是中医学中的重要概念。理解和记忆此概念时，可借助这个方法层层递进的掌握：①天癸是一种精微物质；②这个物质具有促进生殖功能的作用；③这个物质是由肾精化生的。

49．辨证求因

答案：辨证求因是以临床表现为主要依据，通过分析病证的症状、体征来推求病因。

解析：辨证求因是中医学中的一个重要概念，是经常涉及的考点。答题的关键词是"以证为据"求病因。

50．正治

答案：正治是指采用与证候性质相反的方药以治疗的治则。

解析：此题答题的2个关键词是"证候性质"和"相反"。理解和记忆正治的概念，可先将正治与逆治对应起来，然后再顺着逆治这个词进行解释，逆着证候性质而治。此外，要注意与反治的区别。

七、简答题

51．简述依据五行相生规律确定治则和治法。

答案：①基本治疗原则是补母和泻子。②常用的治法有滋水涵木法、益火补土法、培土生金法和金水相生法。

解析：此题考查的是对五行相生规律确定治则和治法的掌握，属记忆性知识。答题中一要注意审题，本题有两问，分步骤完整作答；二要回答准确，不要与五行相克规律的治则治法混淆即可。

52．简述气与血的关系。

答案：①气为血之帅，包含气能生血、气能行血、气能摄血三个方面。②血为气之母，包含血能养气和血能载气两个方面。

解析：此题考查的是对气与血关系的掌握，属记忆性知识。答题中注意分步骤作答，先要回答气对血的作用；再回答血对气的作用，注意答题的完整性和规范性。

53．如何理解湿邪黏滞的致病特征？

答案：①症状的黏滞性。湿病症状多表现为黏滞而不爽，如排泄物和分泌物多滞涩不畅。②病程的缠绵性。因湿性黏滞，易阻气机，气不行则湿不化，其体胶着难解，故起病缓慢，病程较长，反复发作，或缠绵难愈。

解析：此题考查的是湿邪黏滞的致病特征。答题中一是要注意审题，看清是要求答湿邪黏滞的致病特征，而不是湿邪的致病特征；二是要抓关键词，要紧紧抓住"黏"和"滞"这2个字，解释症状的黏、病程的滞、治疗的难。

54．试述"肝开窍于目"的生理病理意义。

答案：①生理：目之视物依赖肝精肝血之濡养和肝气之疏泄，肝的经脉又上连目系，所以肝与目关系密切。肝之精血充足，肝气调和，目才能正常发挥其视物辨色的功能。②病理：若肝精肝血不足，则会导致两目干涩、视物不清、目眩、目眶疼痛等症；肝经风热则目赤痒痛；肝风内动则目睛上吊、两目斜视；因情志不畅，致肝气郁结，久而火动痰生，蒙阻清窍，可致二目昏蒙，视物不清。由于肝与目在生理病理上关系密切，临床上凡眼目疾患多从肝论治。

解析：此题考查的是肝藏象与目窍的联系，答题的思路是：先答肝是如何与目联系的；其次答在生理情况下，肝是如何濡养眼睛使其保持正常功能的；再者答在病理情况下，肝的病变是如何影响眼睛功能的；最后答目病的治疗思路。

八、病案分析题

55. **答案：**

（1）病位：肝脾。

（2）肝失疏泄，脾失健运。

（3）病机：肝失疏泄，影响脾失健运，故脘腹胀满疼痛，情绪不畅；治法：疏肝健脾（或抑木扶土）。

（4）可能会有倦怠乏力、头晕目眩、月经不调等症状。

解析：病案分析题答题的思路是抓主症，结合伴随症状、舌脉以及患者的年龄、病程等进行综合分析。该患者的主诉是脘腹部疼痛，脘腹部是脾胃所居之处。患者为中年女性，平素工作压力大，近日连续加班后诱发疾病，并伴有情绪不畅的表现，与情绪密切相关的脏腑是肝，且肝经循行布其胁肋，据此可推断该病与肝有关。肝主疏泄气机，若肝气郁滞，则会出现肝经所过部位的胀、闷、痛等症。此外，患者的食欲不振、腹泻、面色萎黄、消瘦等症均是脾失健运，气血生化不足的表现，由此可知该患者是由于肝气郁滞，木旺乘脾，从而脾失健运而致的脘腹疼痛。故其病变脏腑在肝脾，其病机是肝失疏泄，而致脾失健运所致。治疗上应采用疏肝健脾之法。根据肝气郁滞、脾虚失于健运的病机，气血生化不足，血海不充，患者可能会进一步出现倦怠乏力、头晕目眩、月经失调、月经量少等表现。